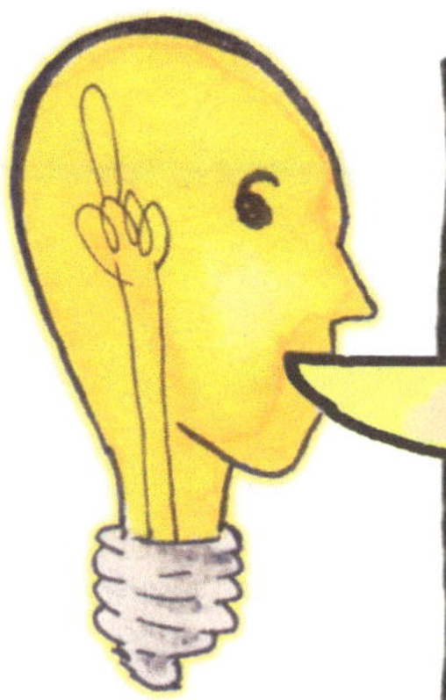

Anika Westermann

Zitronengesichter

Eine autobiographische Graphic Novel
über Depressionen

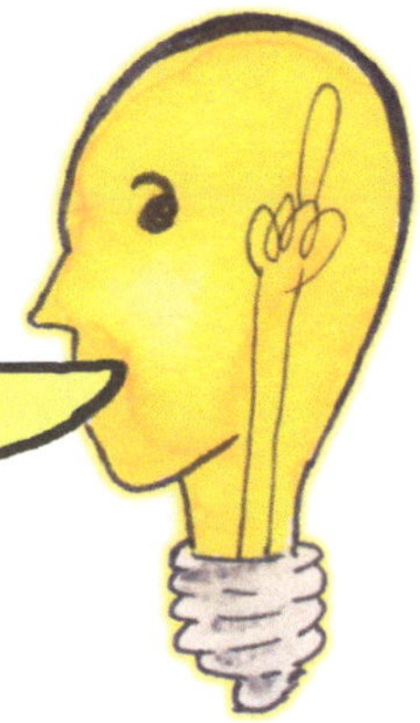

Raumnahme

Marta press

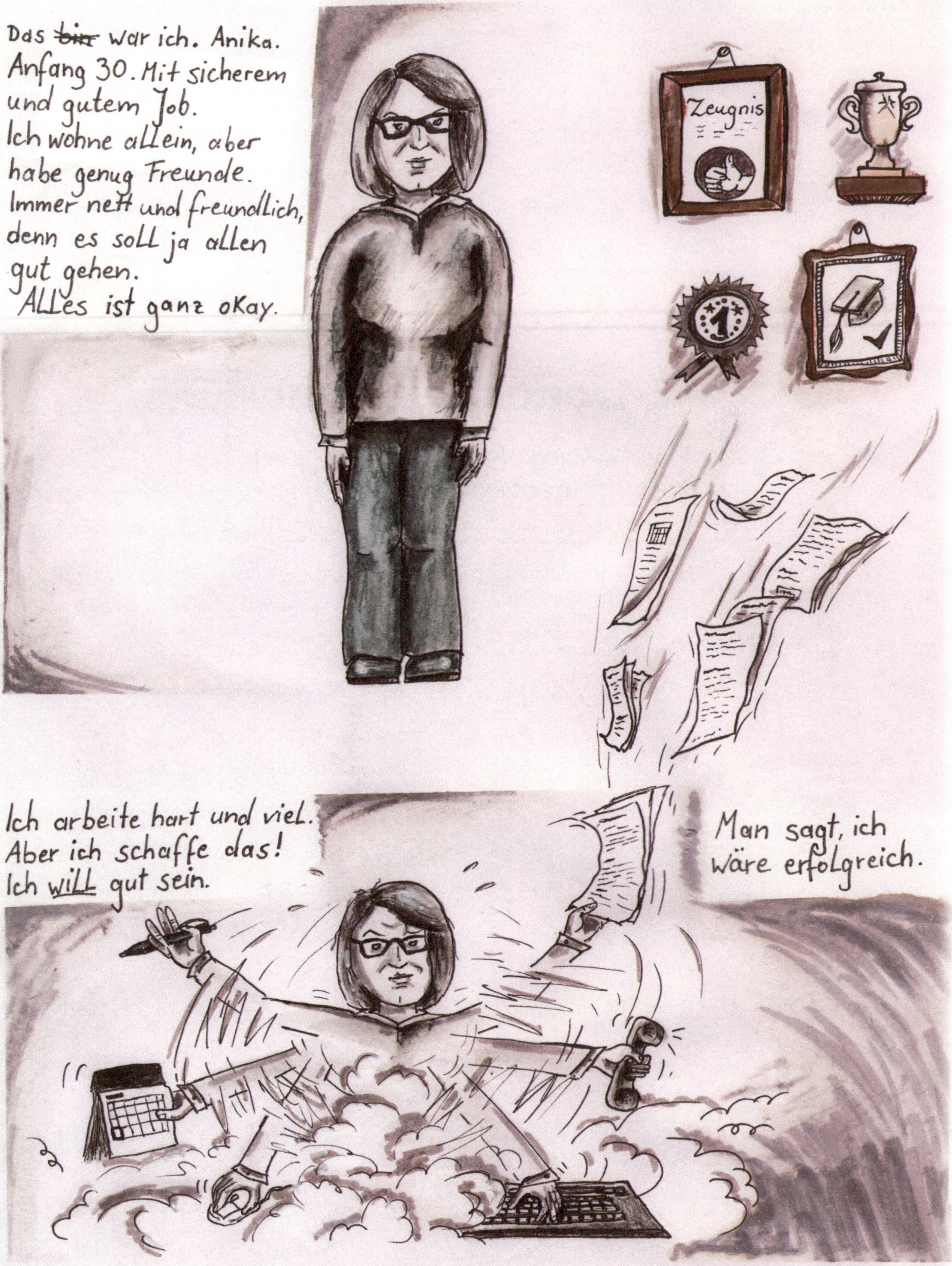
Das ~~bin~~ war ich. Anika. Anfang 30. Mit sicherem und gutem Job. Ich wohne allein, aber habe genug Freunde. Immer nett und freundlich, denn es soll ja allen gut gehen. Alles ist ganz okay.
Zeugnis
1
Ich arbeite hart und viel. Aber ich schaffe das! Ich will gut sein.
Man sagt, ich wäre erfolgreich.

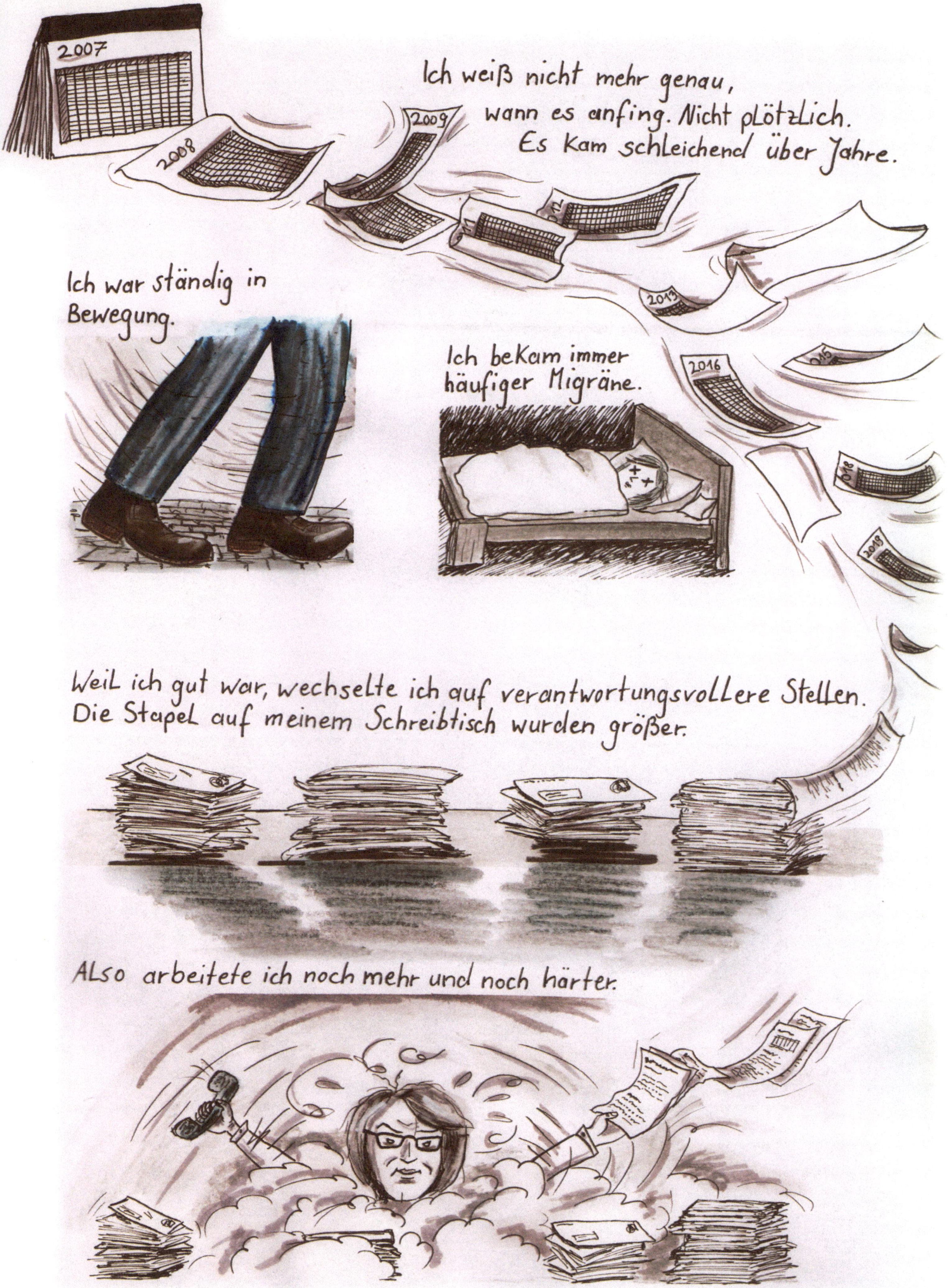
Ich weiß nicht mehr genau,
wann es anfing. Nicht plötzlich.
Es kam schleichend über Jahre.
Ich war ständig in Bewegung.
Ich bekam immer häufiger Migräne.
Weil ich gut war, wechselte ich auf verantwortungsvollere Stellen.
Die Stapel auf meinem Schreibtisch wurden größer.
Also arbeitete ich noch mehr und noch härter.

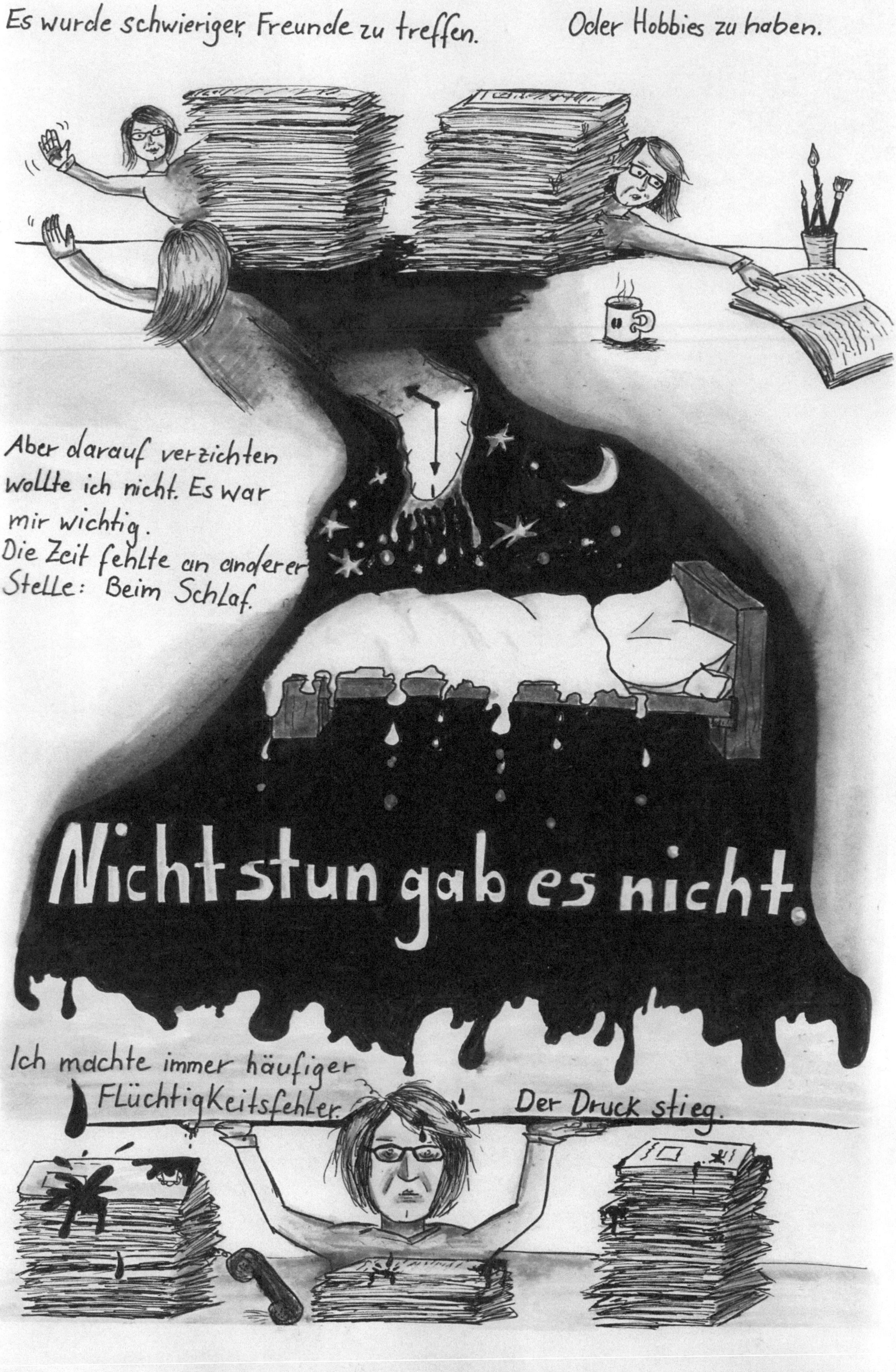
Es wurde schwieriger, Freunde zu treffen.
Oder Hobbies zu haben.
Aber darauf verzichten wollte ich nicht. Es war mir wichtig.
Die Zeit fehlte an anderer Stelle: Beim Schlaf.
Nichtstun gab es nicht.
Ich machte immer häufiger Flüchtigkeitsfehler.
Der Druck stieg.

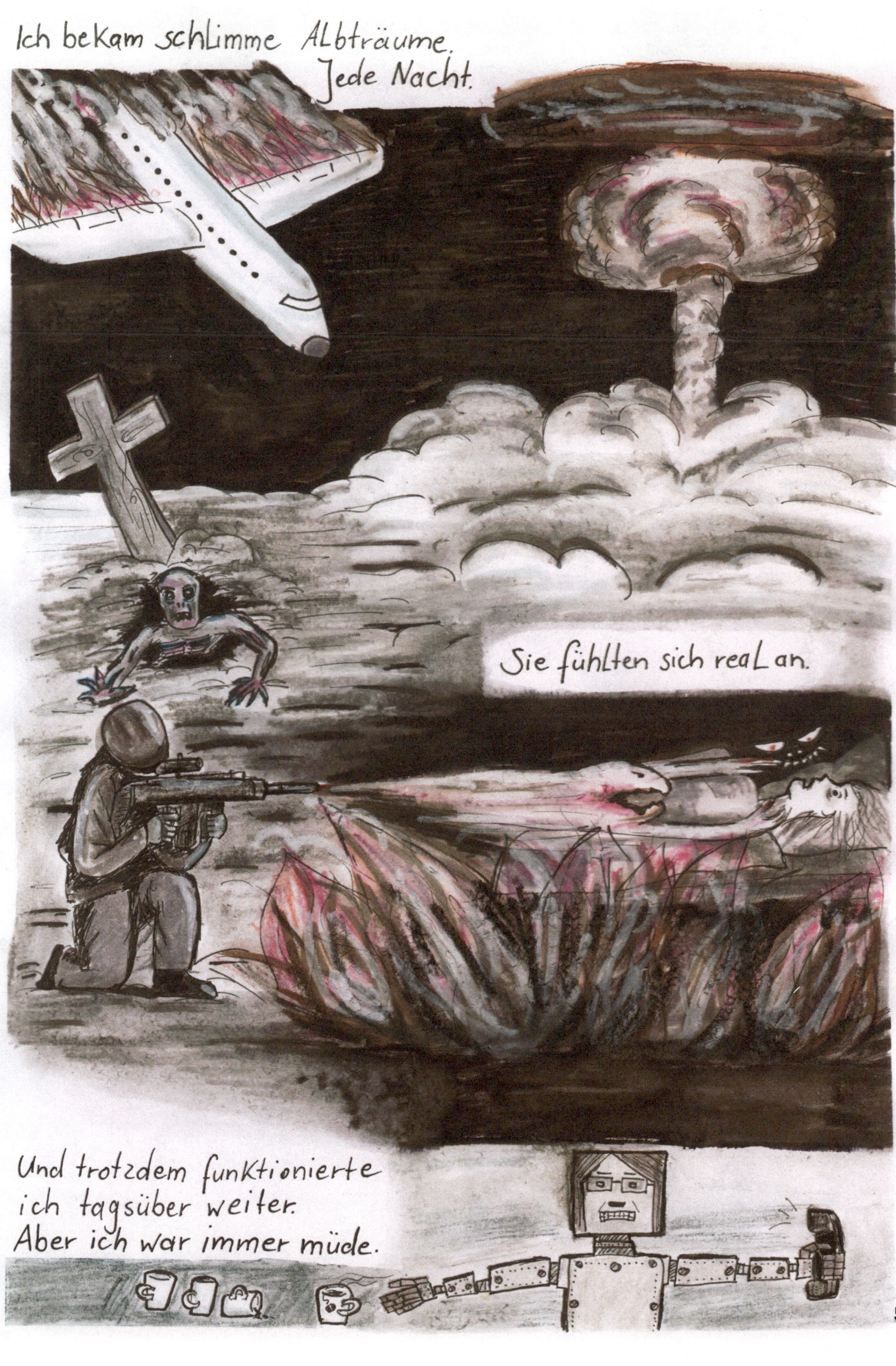
Ich bekam schlimme Albträume.
Jede Nacht.
Sie fühlten sich real an.
Und trotzdem funktionierte
ich tagsüber weiter.
Aber ich war immer müde.

Ich wurde immer unkonzentrierter.
Selbst kurze E-Mails musste ich mehrmals lesen.

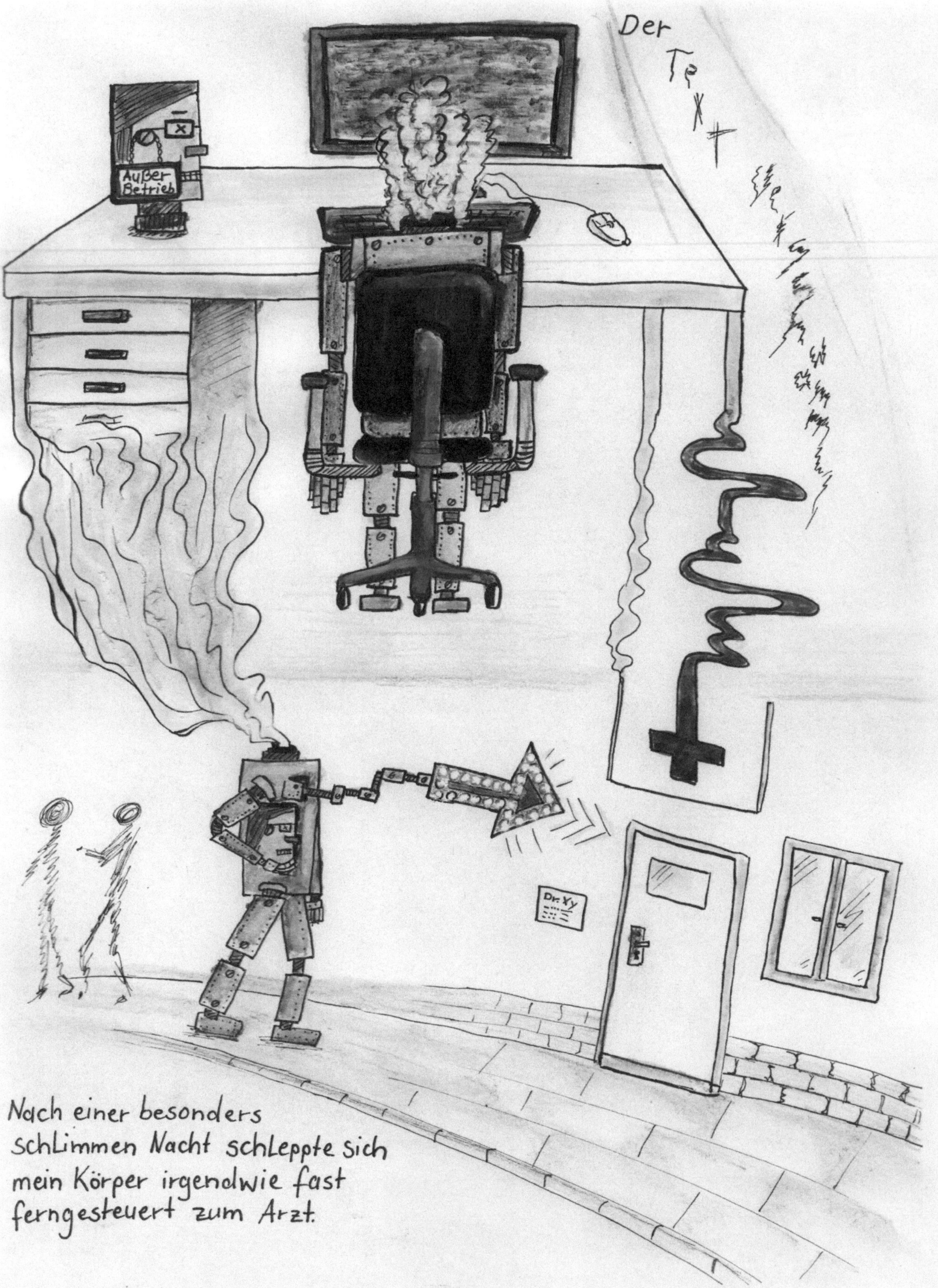

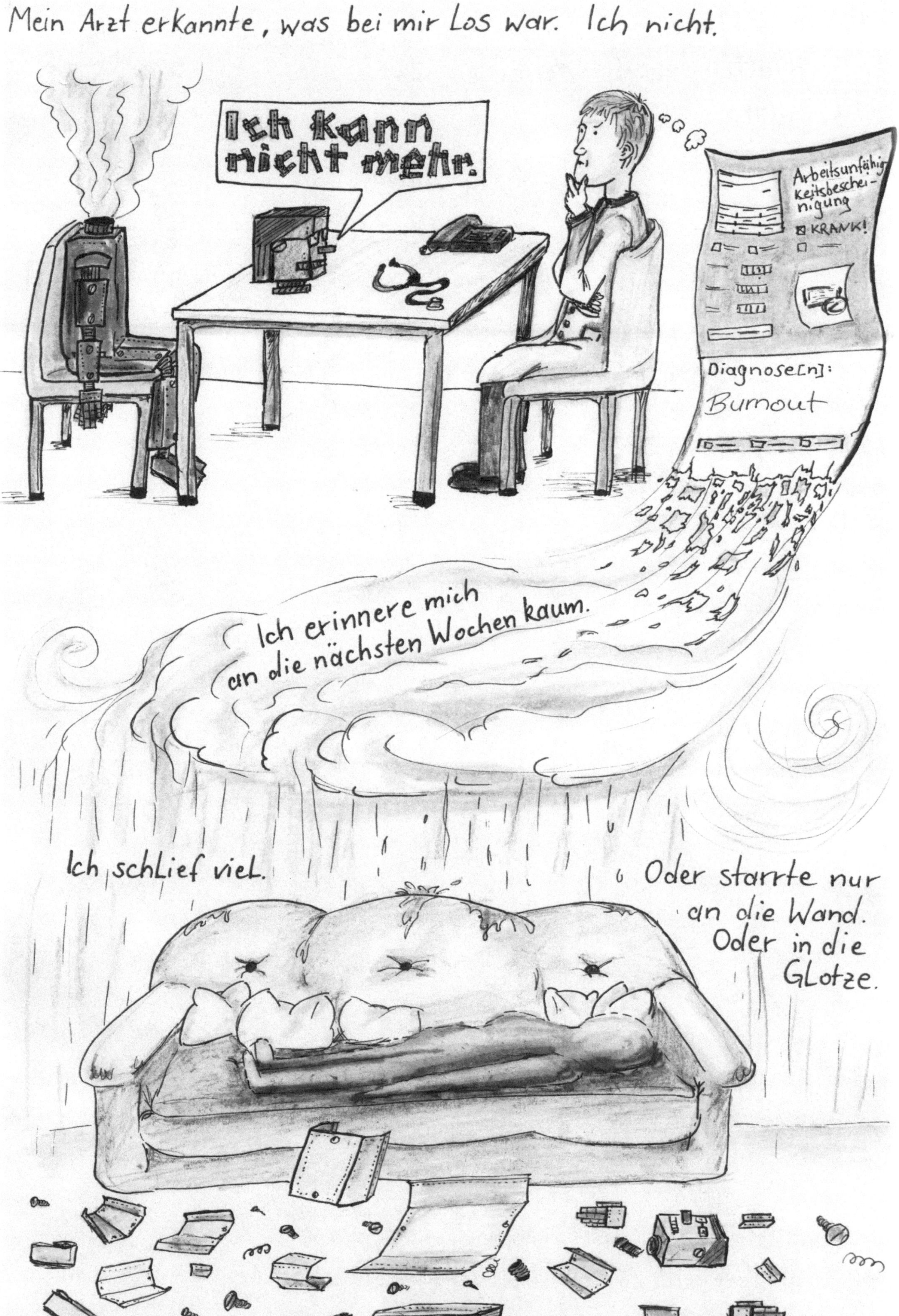
Mein Arzt erkannte, was bei mir Los war. Ich nicht.
Ich kann nicht mehr.
Arbeitsunfähigkeitsbescheinigung
KRANK!
Diagnose[n]:
Burnout
Ich erinnere mich an die nächsten Wochen kaum.
Ich schLief vieL.
Oder starrte nur an die Wand. Oder in die GLotze.

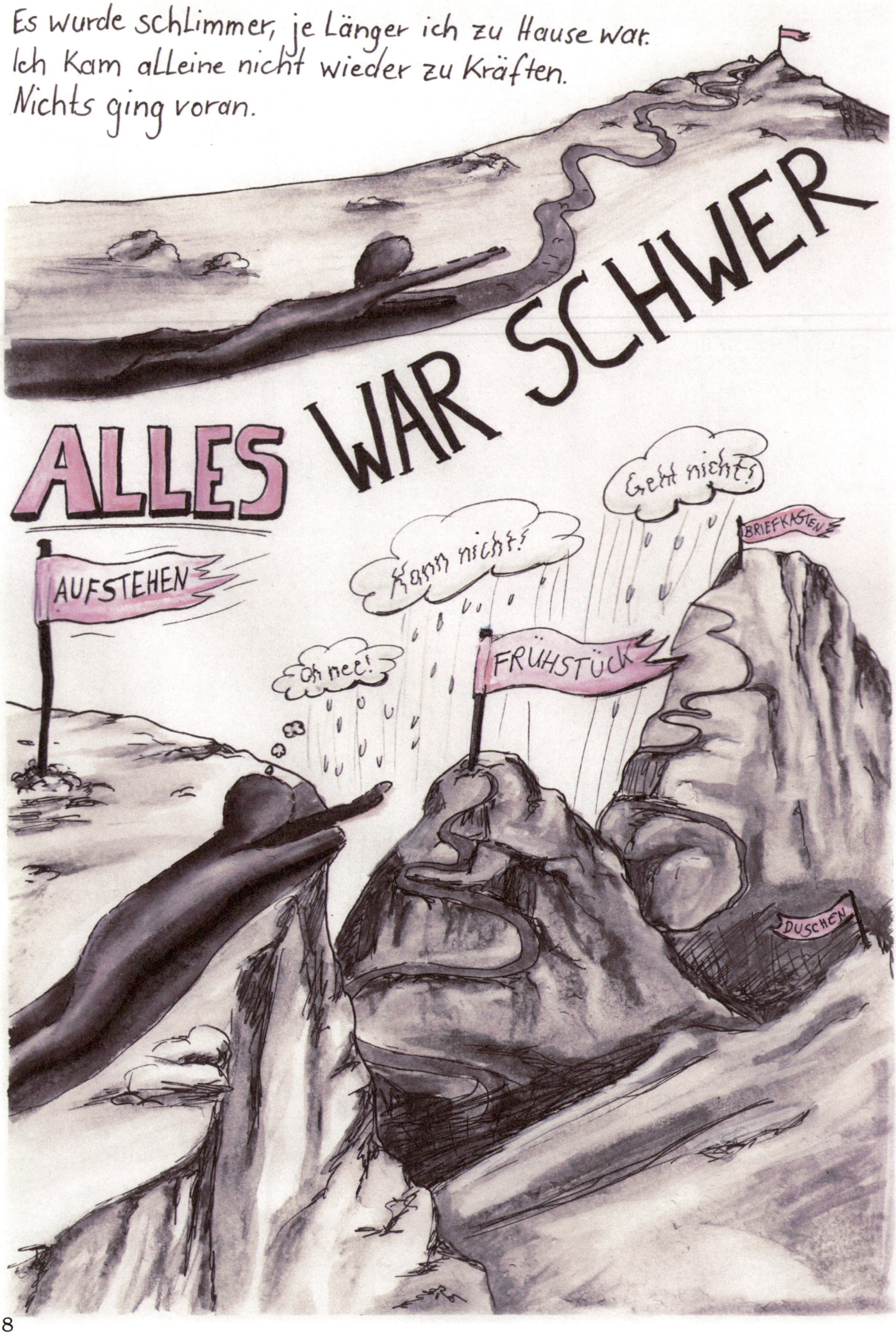
Es wurde schlimmer, je länger ich zu Hause war.
Ich kam alleine nicht wieder zu Kräften.
Nichts ging voran.
ALLES WAR SCHWER
AUFSTEHEN
Oh nee!
Kann nicht!
FRÜHSTÜCK
Geht nicht!
BRIEFKASTEN
DUSCHEN

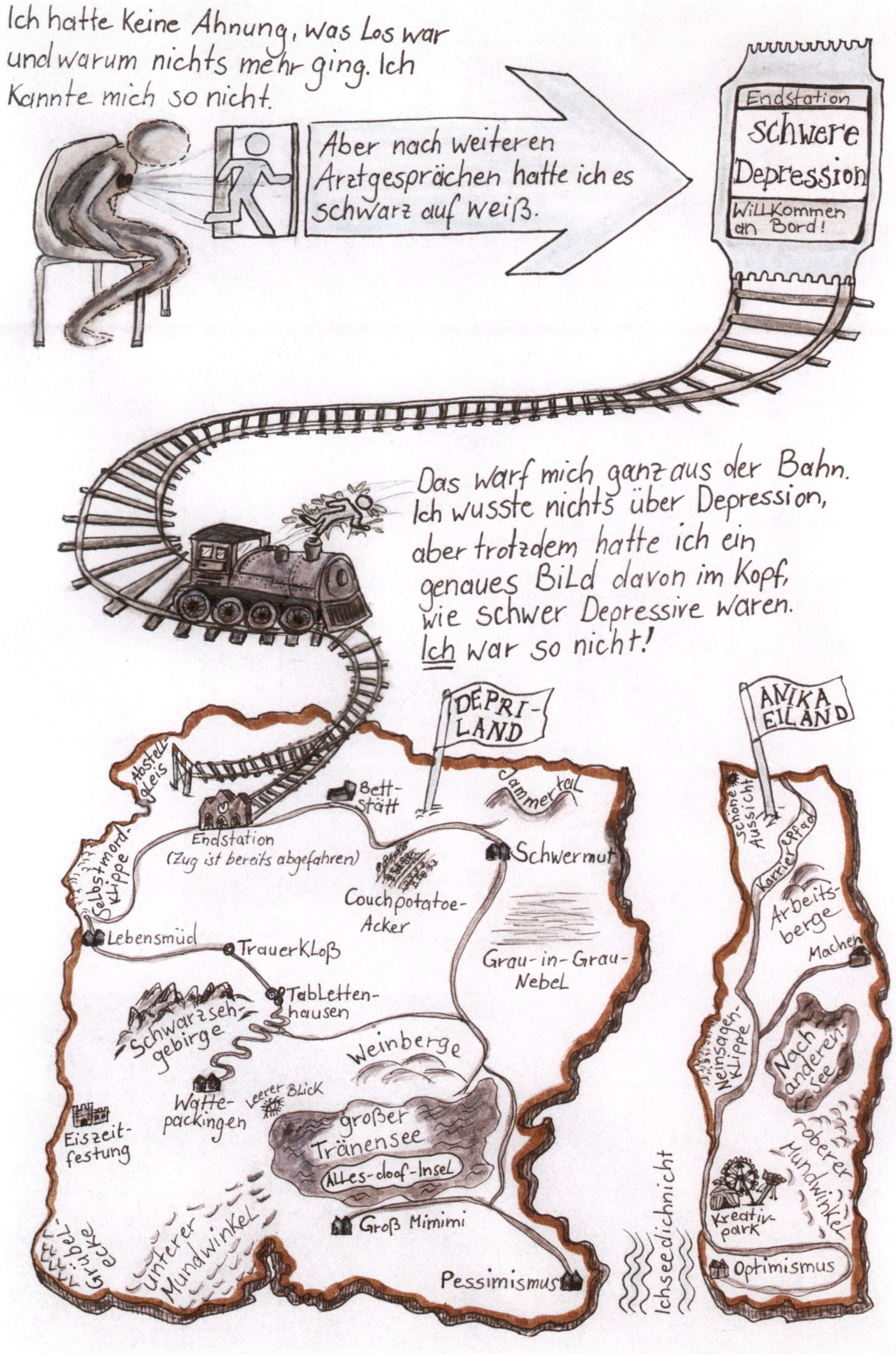
Ich hatte keine Ahnung, was los war und warum nichts mehr ging. Ich kannte mich so nicht.
Aber nach weiteren Arztgesprächen hatte ich es schwarz auf weiß.
Endstation
schwere Depression
Willkommen an Bord!
Das warf mich ganz aus der Bahn. Ich wusste nichts über Depression, aber trotzdem hatte ich ein genaues Bild davon im Kopf, wie schwer Depressive waren. Ich war so nicht!
DEPRI-LAND
ANIKA EILAND
Abstellgleis
Selbstmord-Klippe
Endstation (Zug ist bereits abgefahren)
Bett-Stätt
Jammertal
Schwermut
Couchpotatoe-Acker
Lebensmüd
TrauerKloß
Tabletten-hausen
Grau-in-Grau-Nebel
Schwarzseh-gebirge
Weinberge
Watte-packingen
Leerer Blick
Eiszeit-festung
großer Tränensee
Alles-doof-Insel
Groß Mimimi
Grübelecke
unterer Mundwinkel
Pessimismus
Ichseedichnicht
Schöne Aussicht
Karrierepfad
Arbeits-berge
Machen
Neinsagen-Klippe
Nach anderen-see
oberer Mundwinkel
Kreativ-park
Optimismus

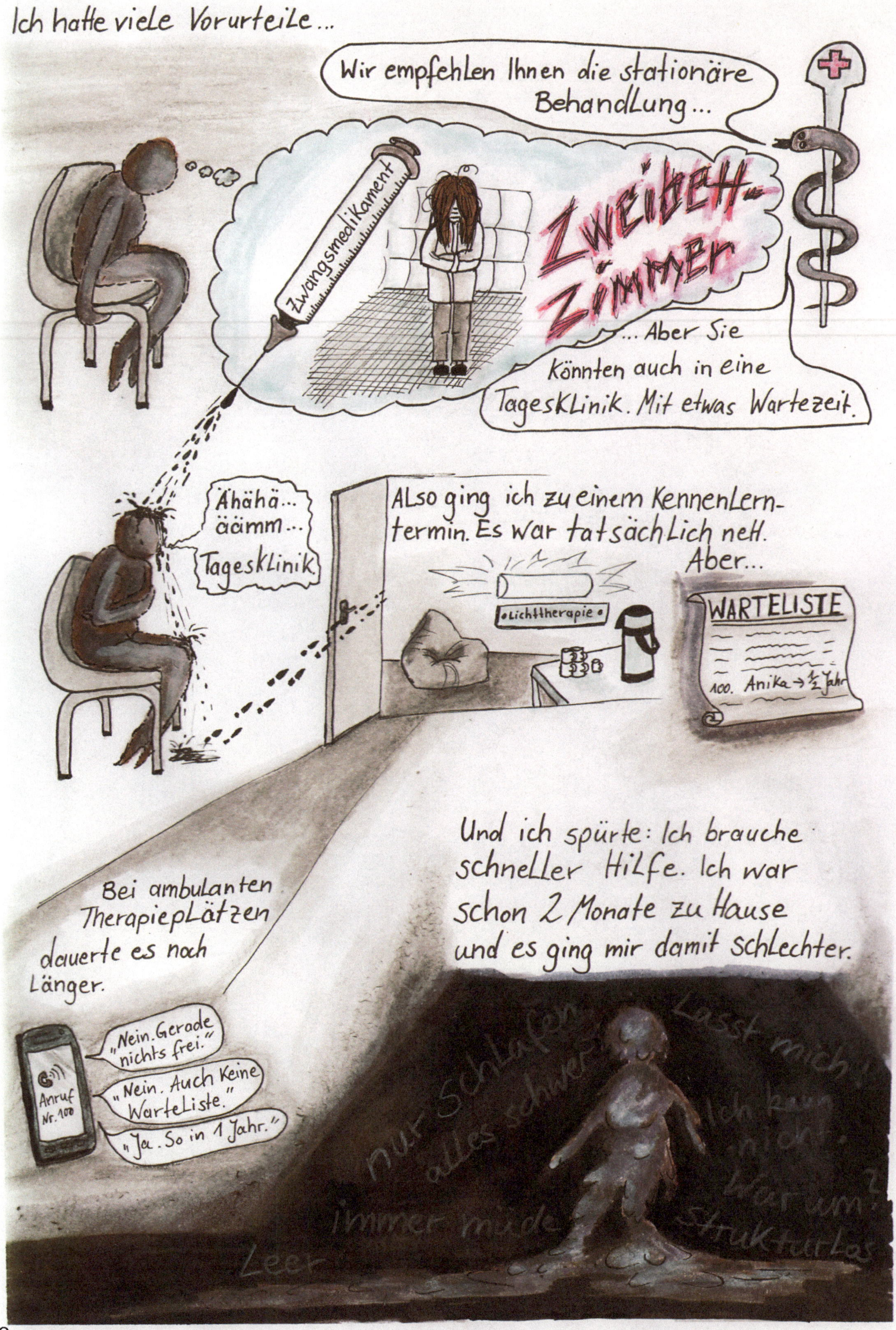
Ich hatte viele Vorurteile...
Wir empfehlen Ihnen die stationäre Behandlung...
Zwangsmedikament
Zweibett-Zimmer
... Aber Sie könnten auch in eine TagesKlinik. Mit etwas Wartezeit.
Ähähä... äämm... TagesKlinik.
ALso ging ich zu einem KennenLerntermin. Es war tatsächLich nett.
Aber...
Lichttherapie
WARTELISTE
100. Anika → 1/2 Jahr
Und ich spürte: Ich brauche schneller HiLfe. Ich war schon 2 Monate zu Hause und es ging mir damit schLechter.
Bei ambuLanten TherapiepLätzen dauerte es noch Länger.
Anruf Nr. 100
„Nein. Gerade nichts frei."
„Nein. Auch Keine WarteListe."
„Ja. So in 1 Jahr."
nur schLafen
alles schwer
Lasst mich!
Ich kann nicht.
Warum?
immer müde
strukturLos
Leer

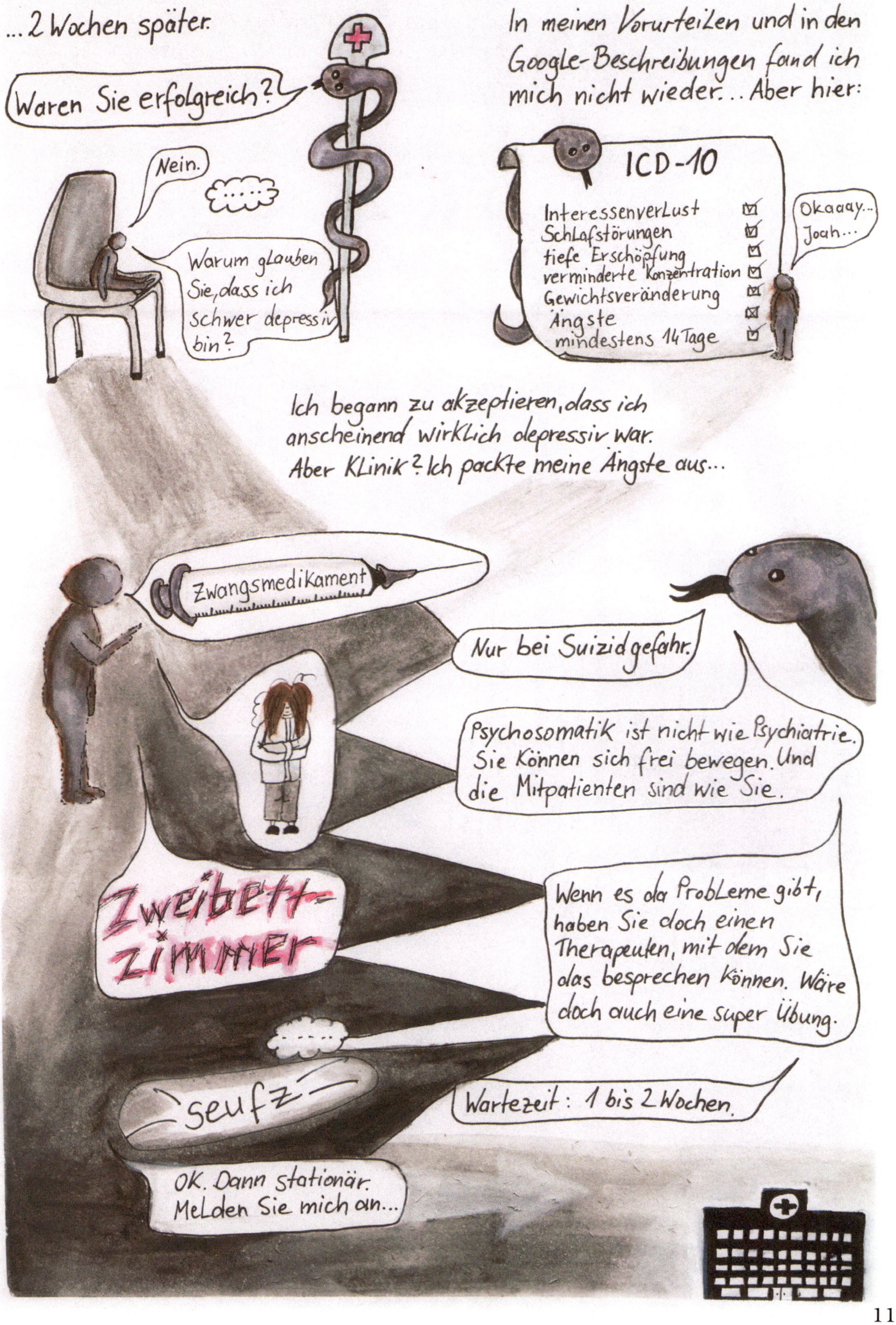
...2 Wochen später.
Waren Sie erfolgreich?
Nein.
.....
Warum glauben Sie, dass ich schwer depressiv bin?
In meinen Vorurteilen und in den Google-Beschreibungen fand ich mich nicht wieder... Aber hier:
ICD-10
Interessenverlust
Schlafstörungen
tiefe Erschöpfung
verminderte Konzentration
Gewichtsveränderung
Ängste
mindestens 14 Tage
Okaaay... Joah...
Ich begann zu akzeptieren, dass ich anscheinend wirklich depressiv war. Aber Klinik? Ich packte meine Ängste aus...
Zwangsmedikament
Nur bei Suizidgefahr.
Psychosomatik ist nicht wie Psychiatrie. Sie können sich frei bewegen. Und die Mitpatienten sind wie Sie.
Zweibett-zimmer
Wenn es da Probleme gibt, haben Sie doch einen Therapeuten, mit dem Sie das besprechen können. Wäre doch auch eine super Übung.
- - - -
seufz
Wartezeit: 1 bis 2 Wochen.
OK. Dann stationär. Melden Sie mich an...

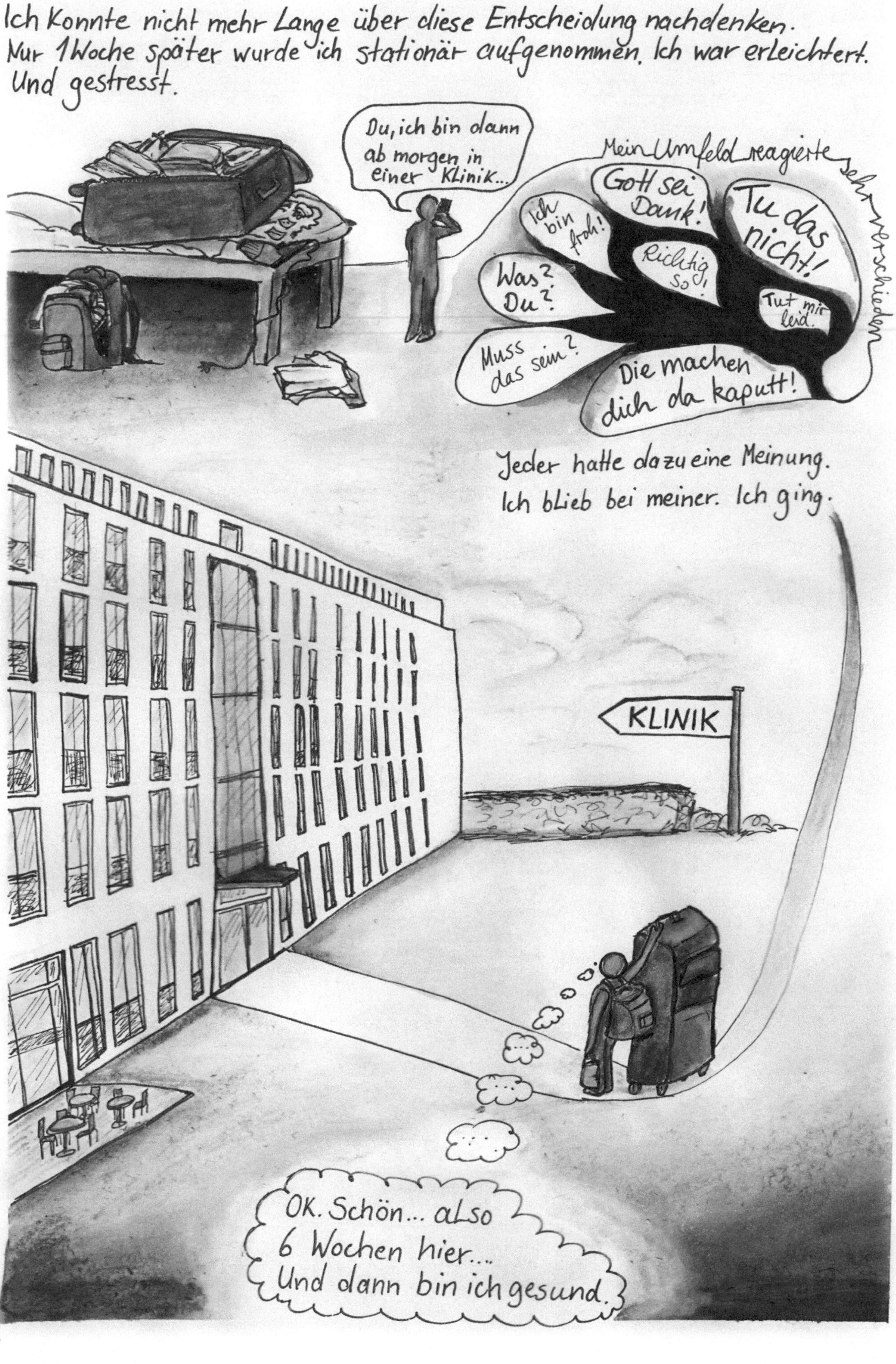
Ich konnte nicht mehr lange über diese Entscheidung nachdenken.
Nur 1 Woche später wurde ich stationär aufgenommen. Ich war erleichtert.
Und gestresst.
Du, ich bin dann ab morgen in einer Klinik...
Mein Umfeld reagierte sehr verschieden
Gott sei Dank!
Tu das nicht!
Ich bin froh!
Richtig so!
Was? Du?
Tut mir leid.
Muss das sein?
Die machen dich da kaputt!
Jeder hatte dazu eine Meinung.
Ich blieb bei meiner. Ich ging.
KLINIK
...
...
...
OK. Schön... also
6 Wochen hier...
Und dann bin ich gesund.

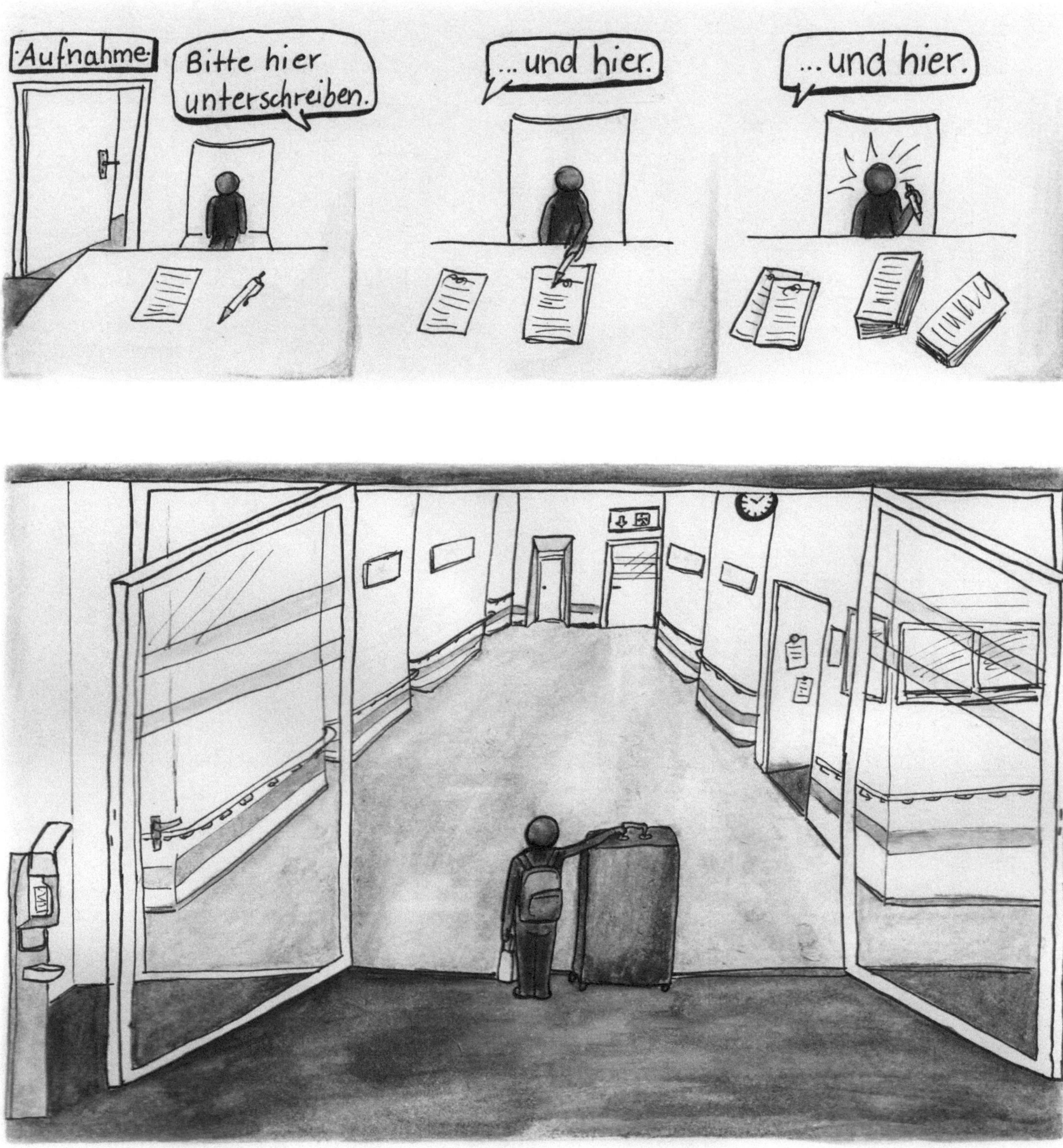
Aufnahme
Bitte hier unterschreiben.
...und hier.
...und hier.
Hallo?
Hallo. Kleinen Moment noch.

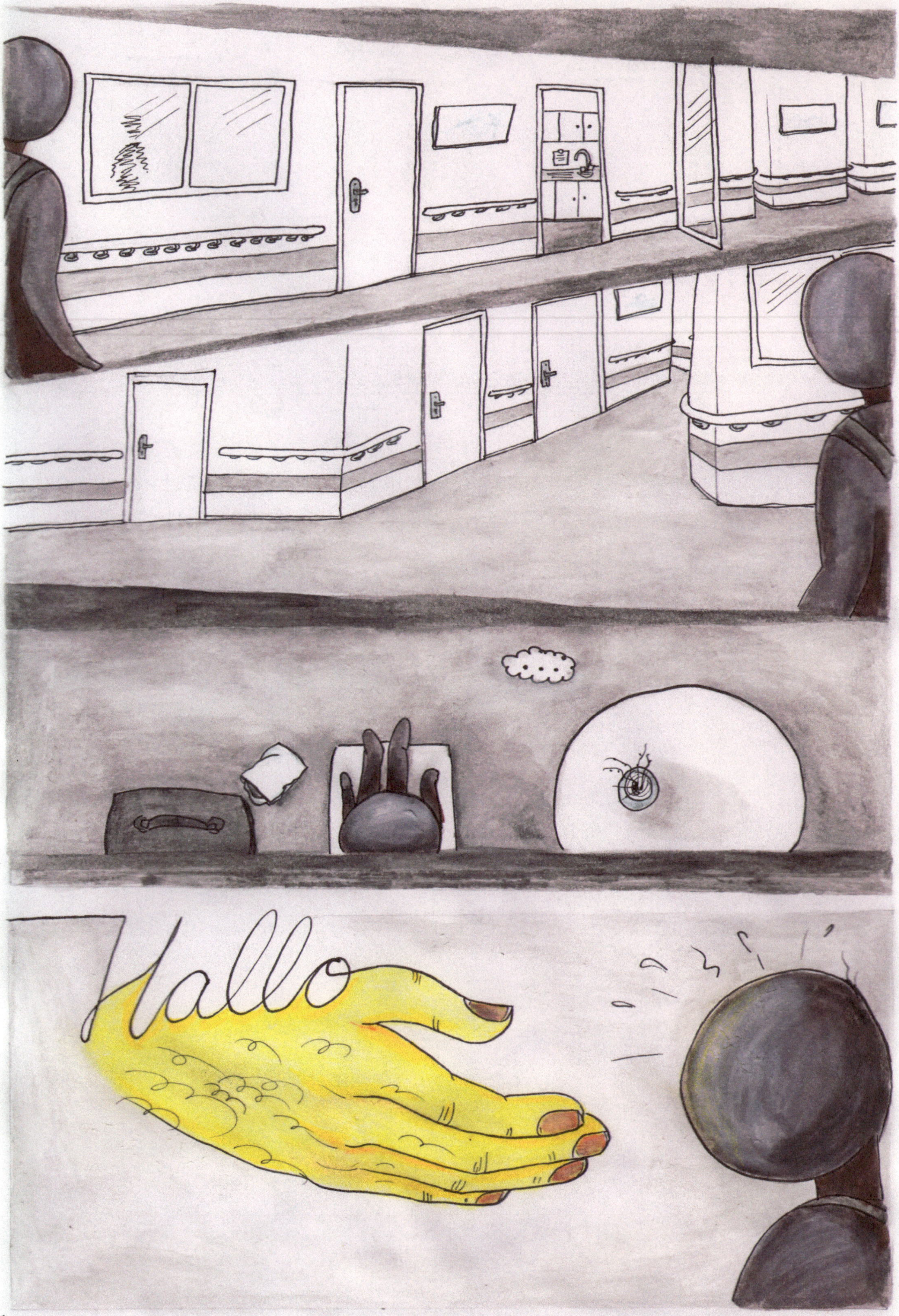
Hallo

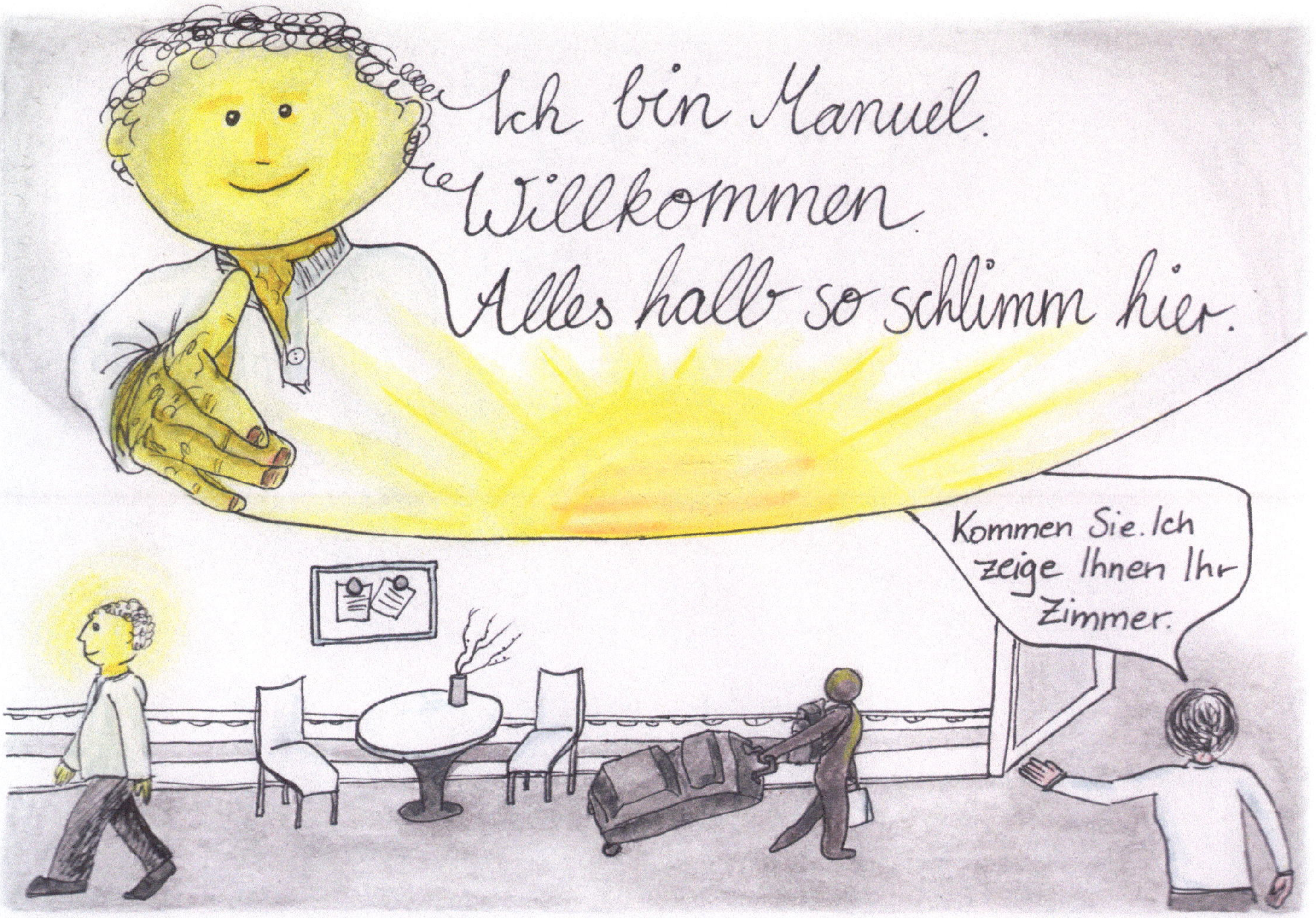
Ich bin Manuel.
Willkommen
Alles halb so schlimm hier.
Kommen Sie. Ich zeige Ihnen Ihr Zimmer.

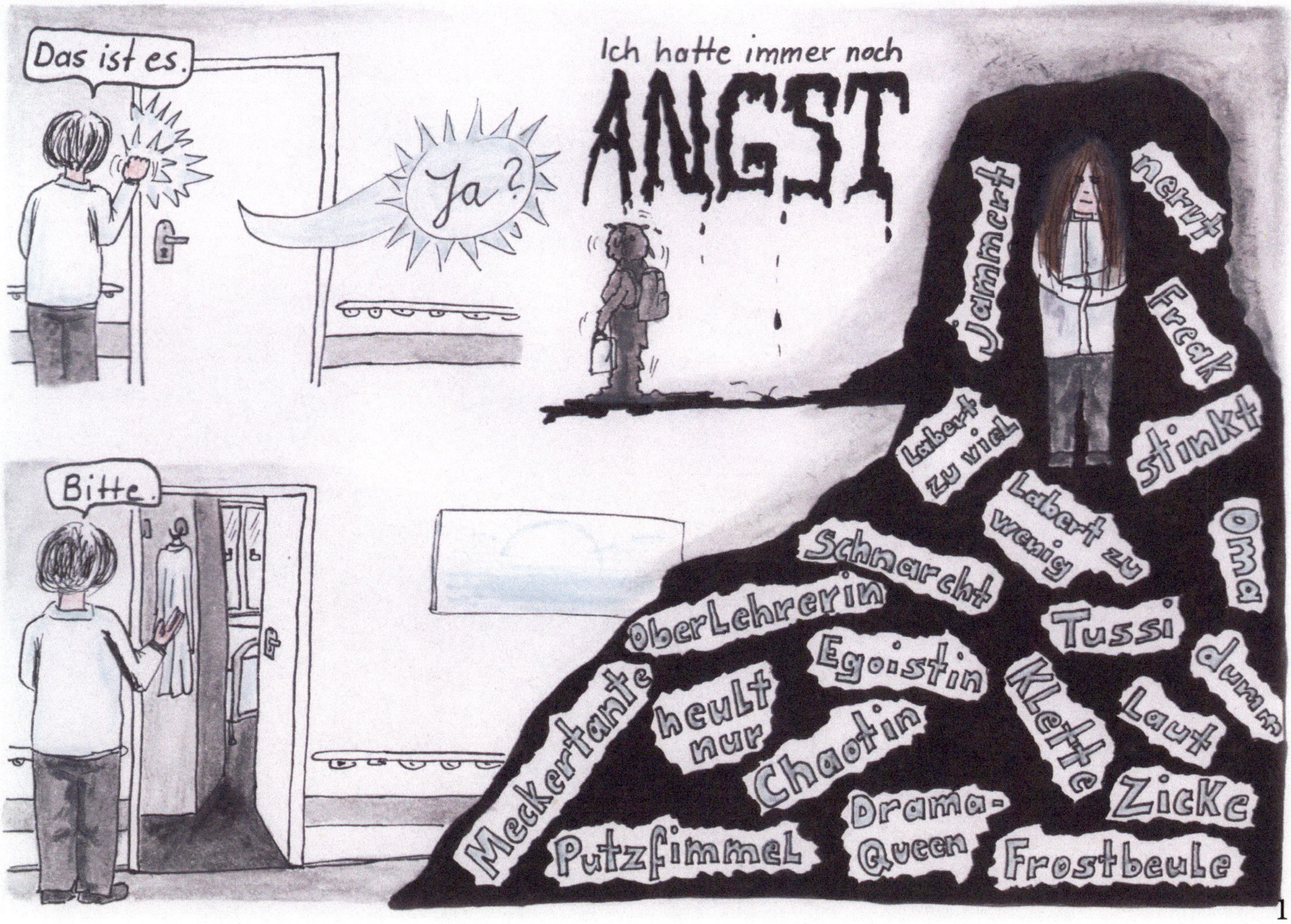
Das ist es.
Ja?
Bitte.
Ich hatte immer noch
ANGST
jammert
nervt
Freak
Labert zu viel
stinkt
Labert zu wenig
Schnarcht
Oma
OberLehrerin
Tussi
Egoistin
dumm
Klette
Laut
Meckertante
heult nur
Chaotin
Zicke
Drama-Queen
Putzfimmel
Frostbeule

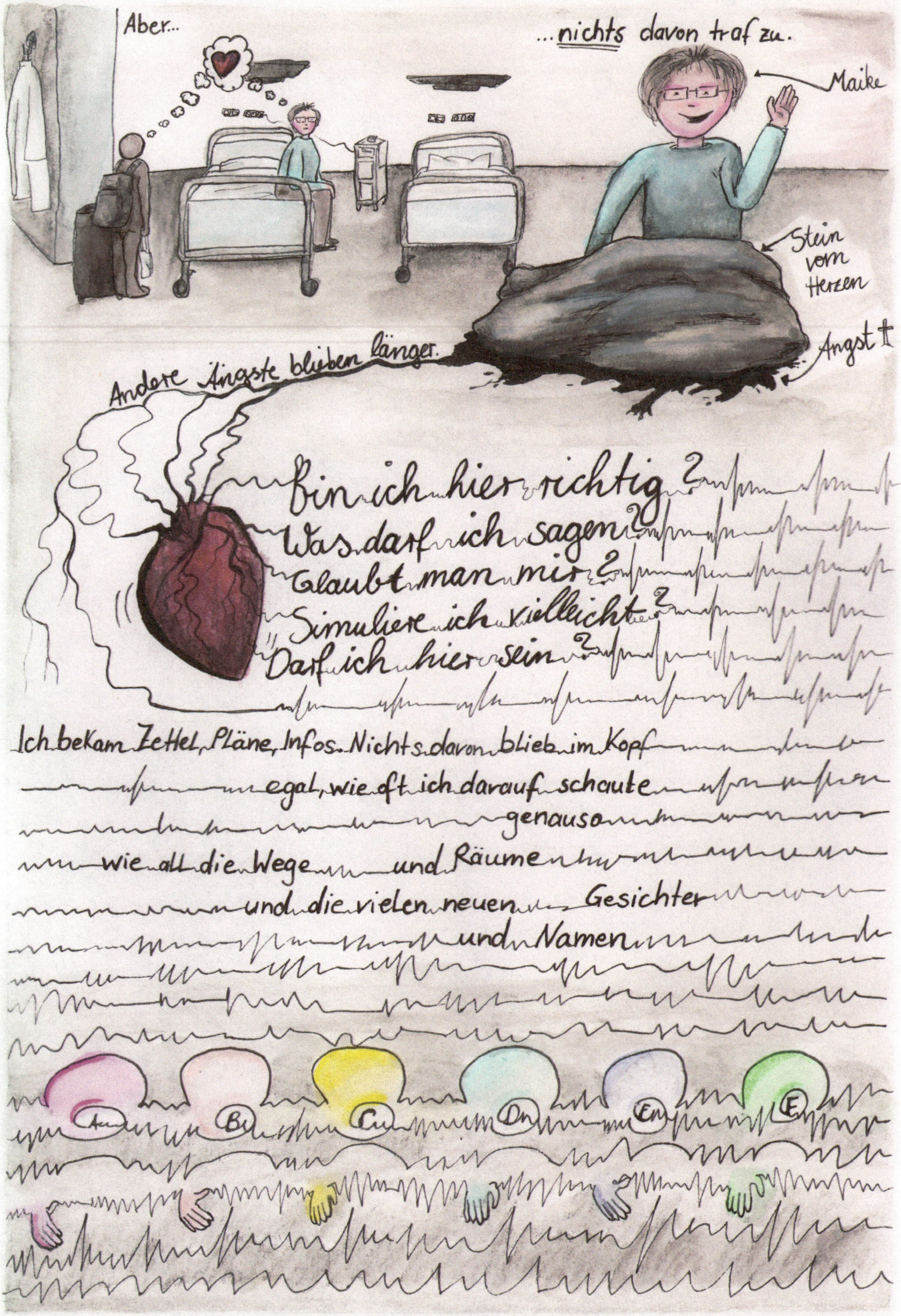
Aber...
...nichts davon traf zu.
Maike
Stein vom Herzen
Angst †
Andere Ängste blieben länger.
Bin ich hier richtig?
Was darf ich sagen?
Glaubt man mir?
Simuliere ich vielleicht?
Darf ich hier sein?
Ich bekam Zettel, Pläne, Infos. Nichts davon blieb im Kopf
egal, wie oft ich darauf schaute
genauso
wie all die Wege und Räume
und die vielen neuen Gesichter
und Namen

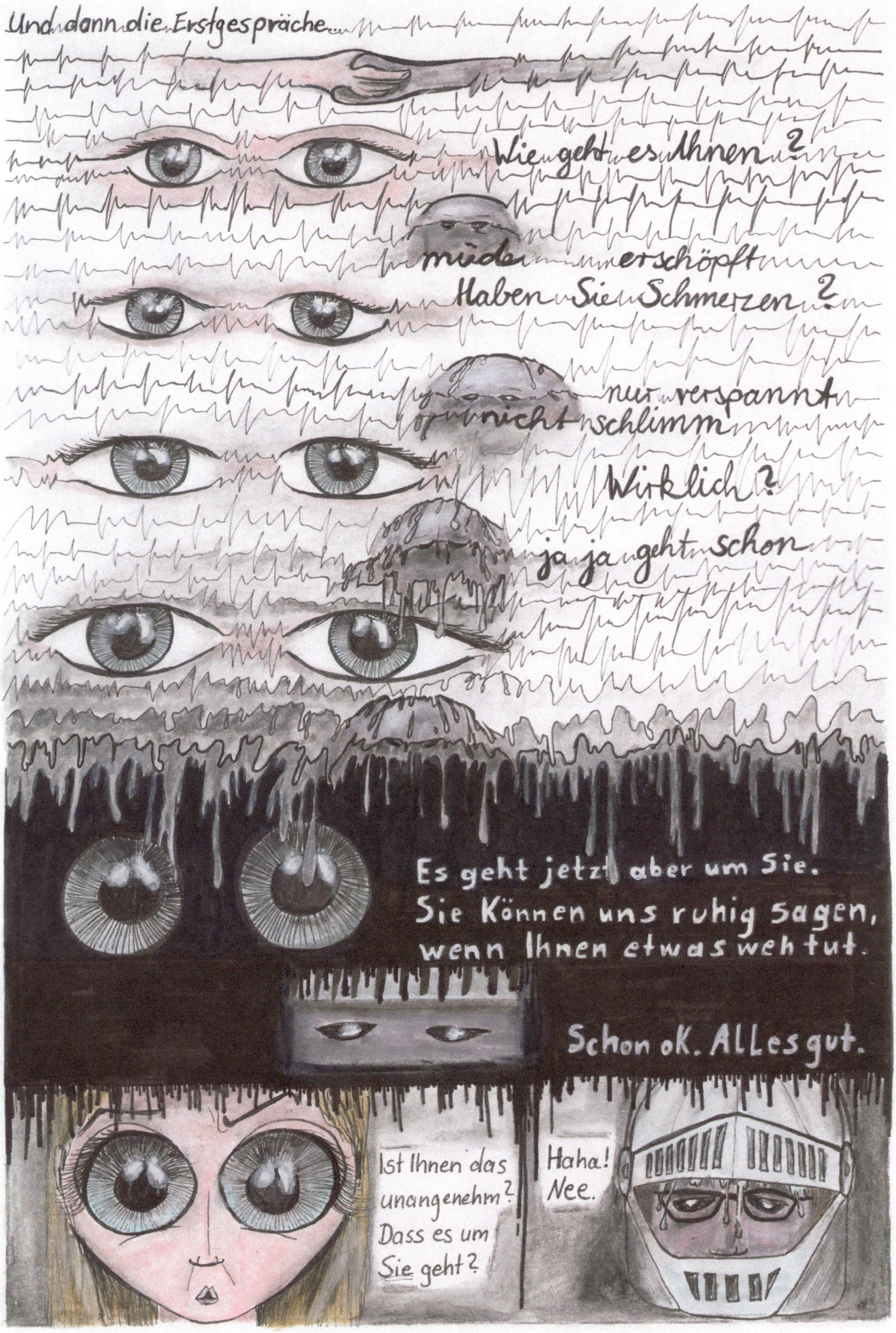
Und dann die Erstgespräche...
Wie geht es Ihnen?
müde erschöpft
Haben Sie Schmerzen?
nur verspannt
nicht schlimm
Wirklich?
ja ja geht schon
Es geht jetzt aber um Sie.
Sie Können uns ruhig sagen,
wenn Ihnen etwas weh tut.
Schon oK. ALLes gut.
Ist Ihnen das unangenehm? Dass es um Sie geht?
Haha! Nee.

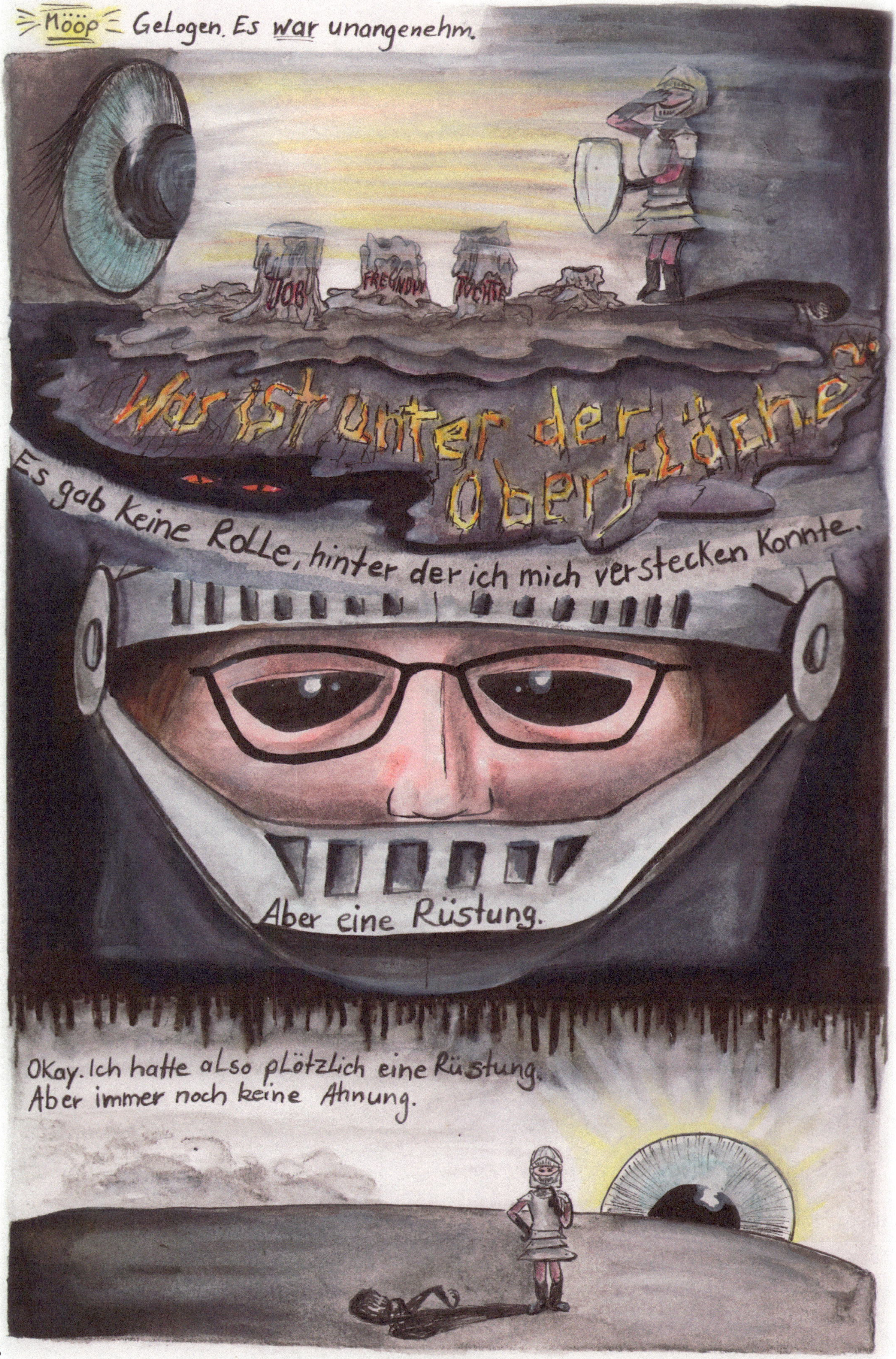
Möop Gelogen. Es war unangenehm.
JOB
FREUNDIN
TOCHTE
Was ist unter der Oberfläche?
Es gab keine Rolle, hinter der ich mich verstecken konnte.
Aber eine Rüstung.
Okay. Ich hatte also plötzlich eine Rüstung.
Aber immer noch keine Ahnung.

Mein erstes gemeinsames Essen mit den anderen Patienten überraschte mich sehr. Es fühlte sich nicht nach Klinik an, sondern nach Kantine. Ich begriff etwas sehr Grundlegendes: Nicht nur ich trug eine „Rüstung."

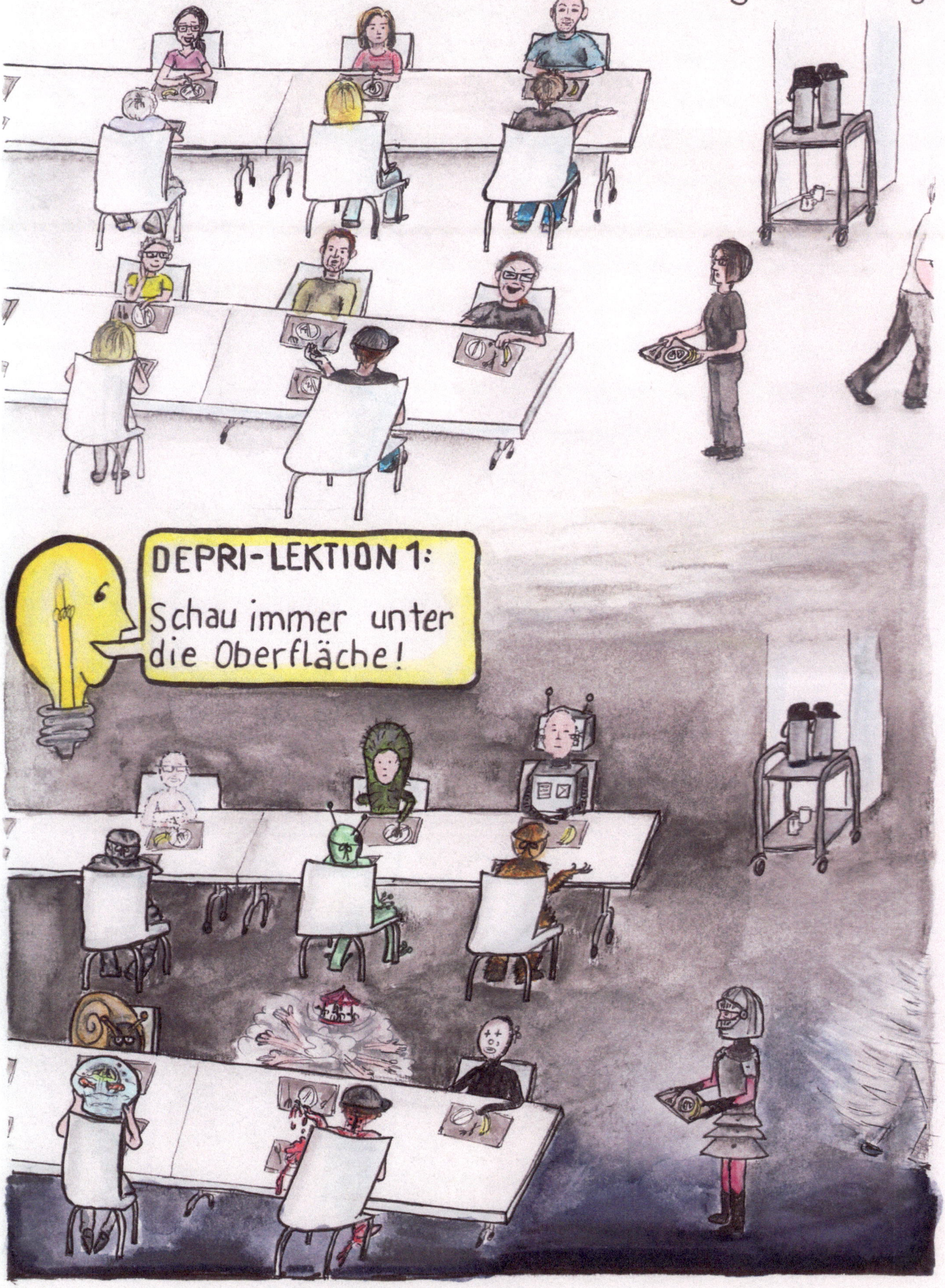

In der ersten Woche war alles verwirrend.

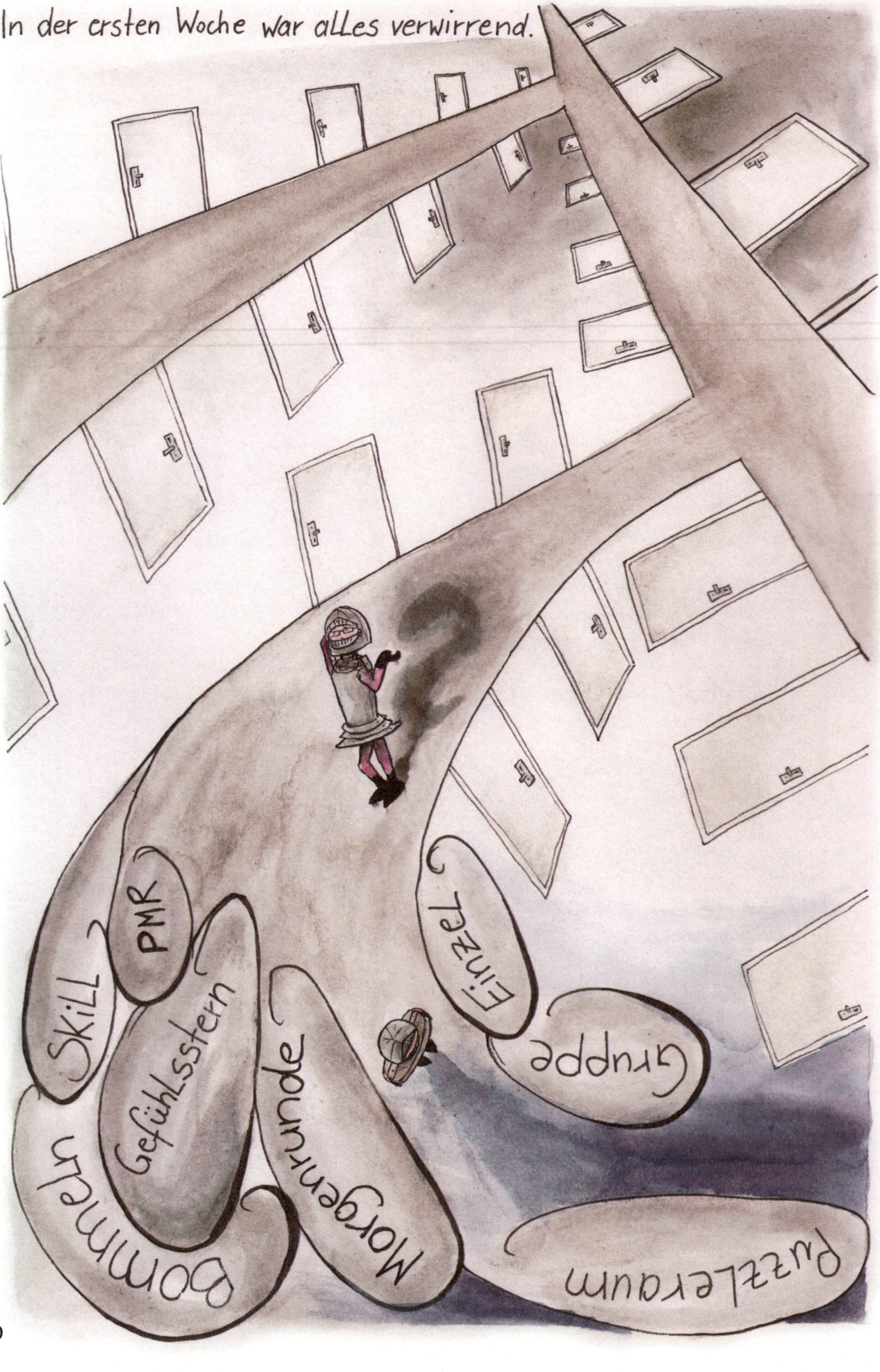

Ich war jetzt also da...

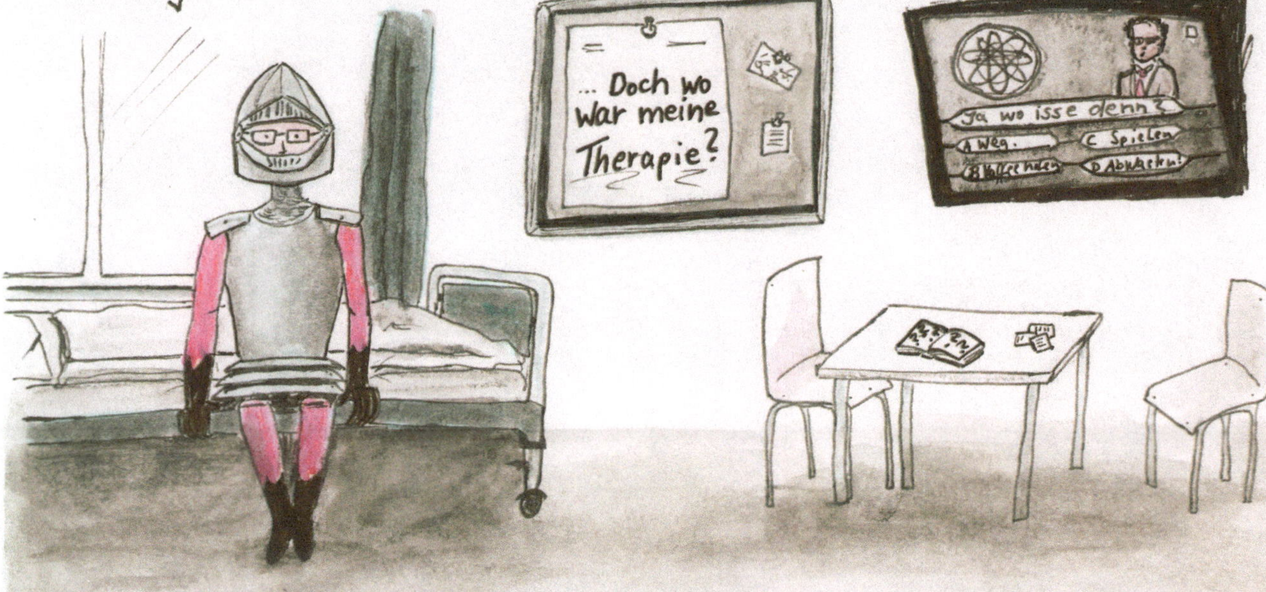
... Doch wo war meine Therapie?
Ja wo isse denn?
A Weg.
C Spielen

Es gab in den ersten Tagen nur wenig Termine. Mir war Langweilig.

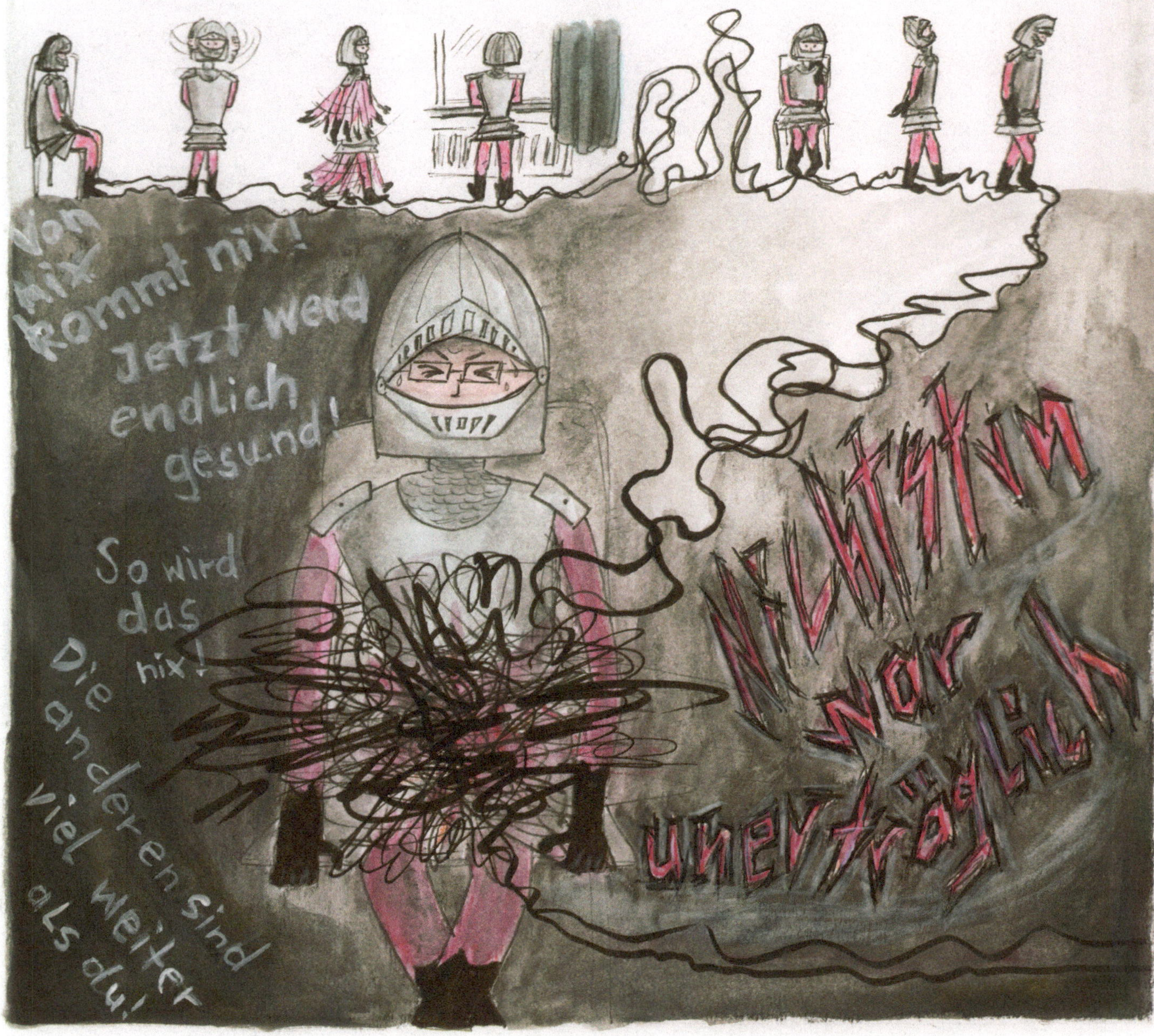
Von nix kommt nix! Jetzt werd endlich gesund!
So wird das nix! Die anderen sind viel weiter als du!
Nichtstun wär unerträglich

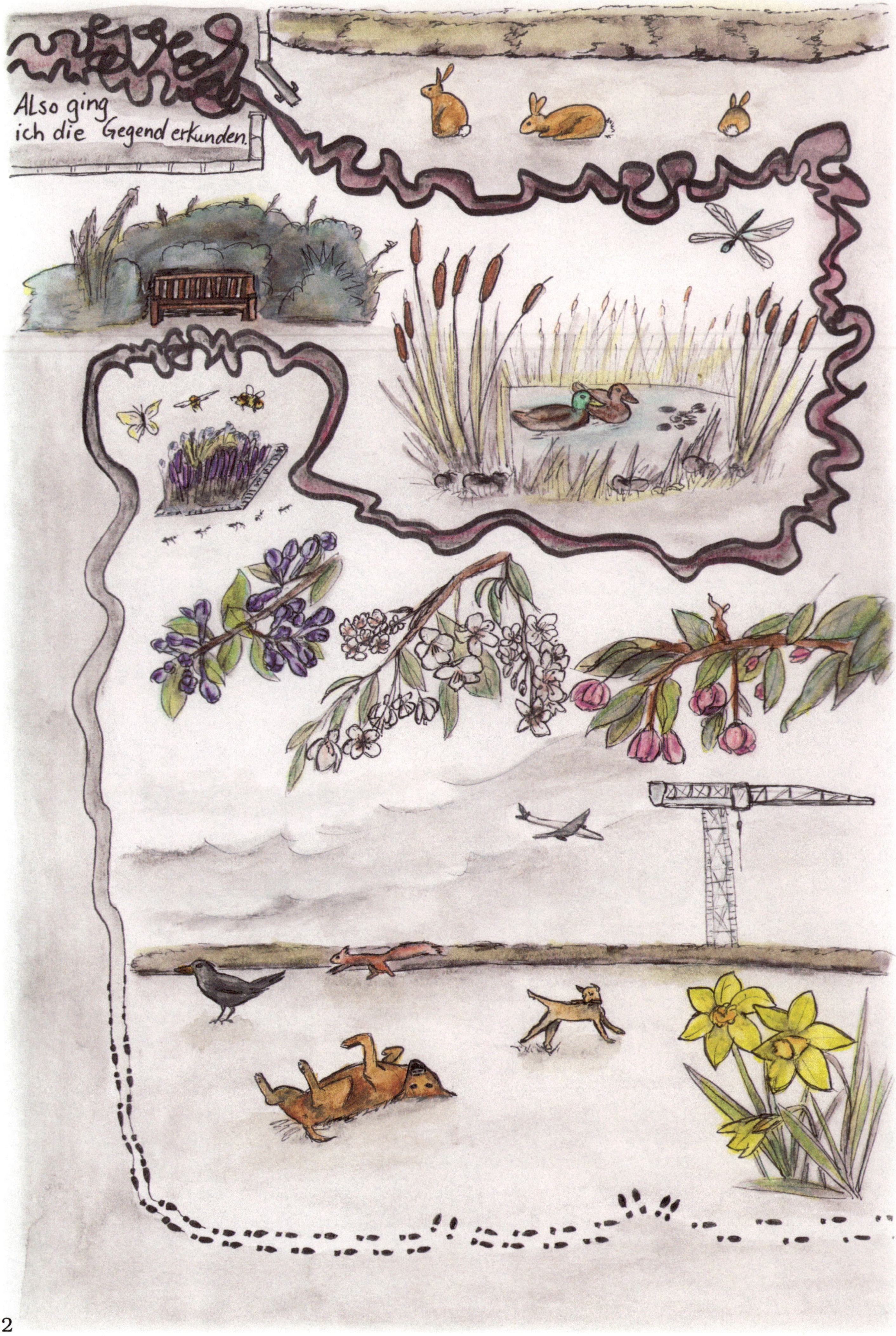
Also ging ich die Gegend erkunden.

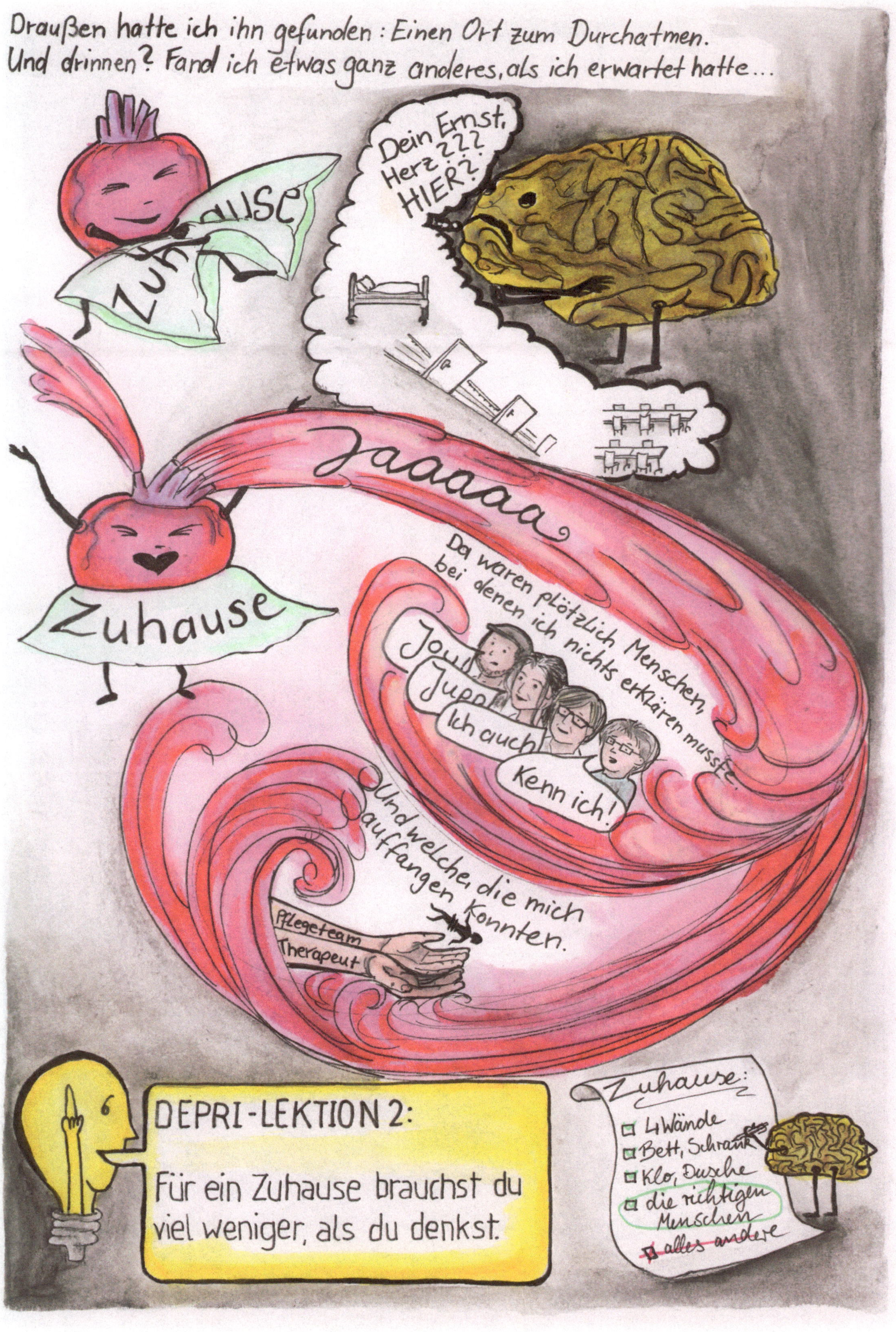
Draußen hatte ich ihn gefunden: Einen Ort zum Durchatmen.
Und drinnen? Fand ich etwas ganz anderes, als ich erwartet hatte...
Zuhause
Dein Ernst, Herz ??? HIER ?
Jaaaaaa
Zuhause
Da waren plötzlich Menschen, bei denen ich nichts erklären musste.
Jou!
Jupp
Ich auch
Kenn ich!
Und welche, die mich auffangen konnten.
Pflegeteam
Therapeut
DEPRI-LEKTION 2:
Für ein Zuhause brauchst du viel weniger, als du denkst.
Zuhause:
4 Wände
Bett, Schrank
Klo, Dusche
die richtigen Menschen
~~alles andere~~

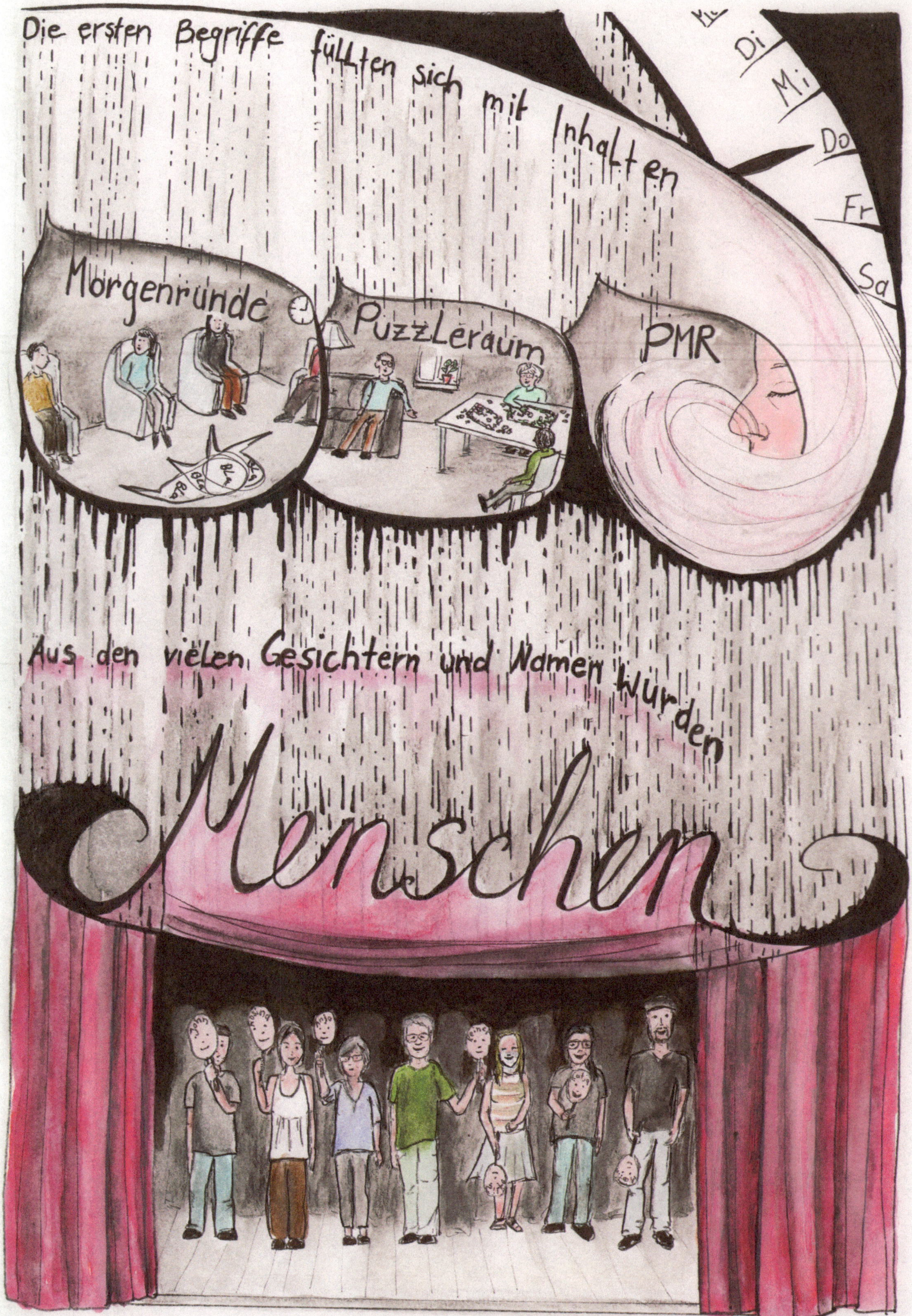
Die ersten Begriffe füllten sich mit Inhalten
Di
Mi
Do
Fr
Sa
Morgenrunde
Puzzleraum
PMR
Aus den vielen Gesichtern und Namen wurden
Menschen

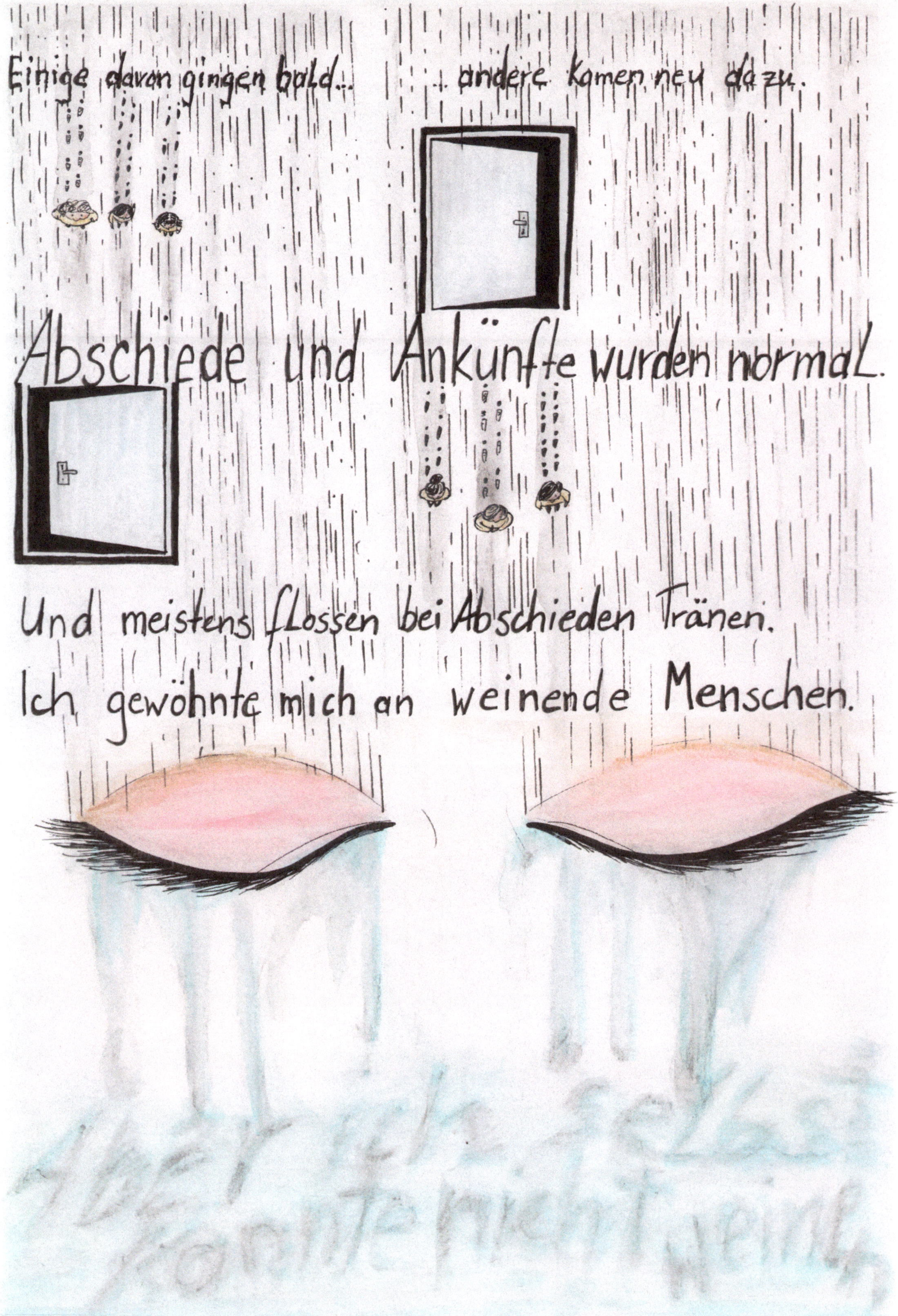
Einige davon gingen bald... ...andere kamen neu dazu.
Abschiede und Ankünfte wurden normal.
Und meistens flossen bei Abschieden Tränen.
Ich gewöhnte mich an weinende Menschen.
Aber ich selbst konnte nicht weinen.

Ich hatte gelernt, möglichst nicht vor anderen zu weinen. Und ohne es zu ahnen, hatte ich etwas ganz Grundlegendes nicht gelernt...

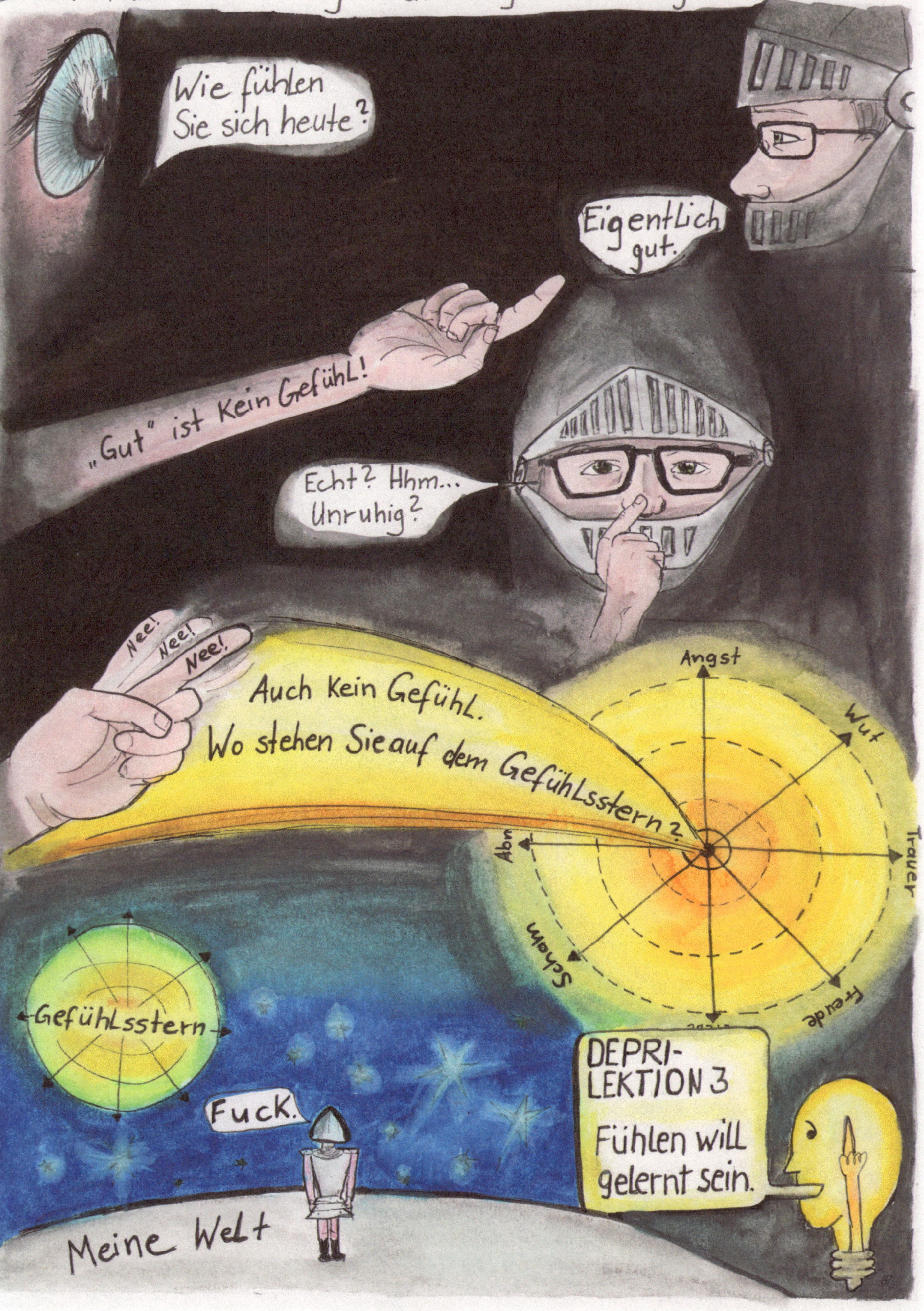

Wie fühlen Sie sich heute?
Eigentlich gut.
„Gut" ist kein Gefühl!
Echt? Hhm... Unruhig?
Nee! Nee! Nee!
Auch kein Gefühl.
Wo stehen Sie auf dem Gefühlsstern?
Angst
Wut
Trauer
Freude
Scham
Gefühlsstern
Fuck.
Meine Welt
DEPRI-LEKTION 3
Fühlen will gelernt sein.

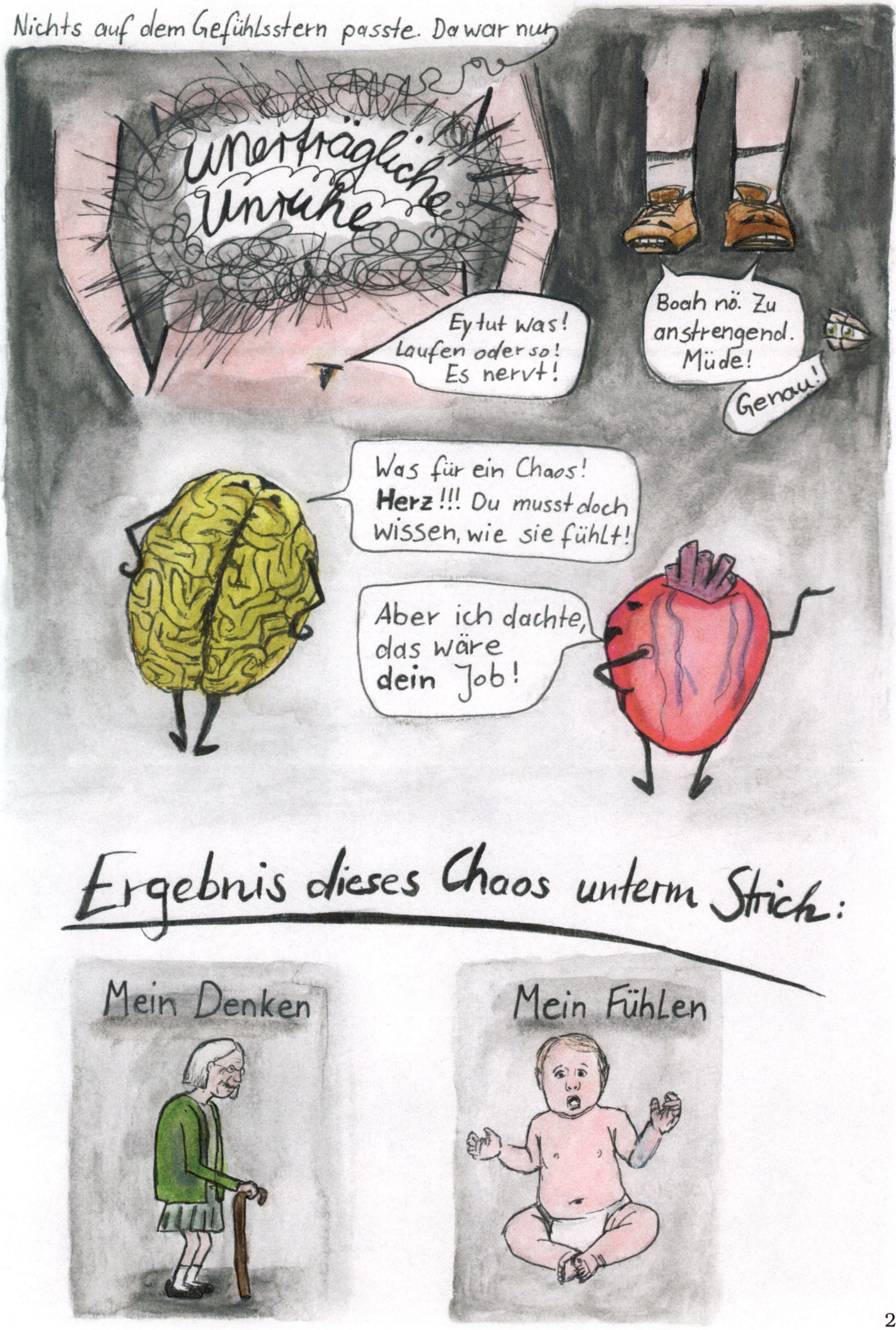
Nichts auf dem Gefühlsstern passte. Da war nur
unerträgliche Unruhe
Ey tut was! Laufen oder so! Es nervt!
Boah nö. Zu anstrengend. Müde!
Genau!
Was für ein Chaos! Herz!!! Du musst doch wissen, wie sie fühlt!
Aber ich dachte, das wäre dein Job!
Ergebnis dieses Chaos unterm Strich:
Mein Denken
Mein Fühlen

Wann hatte ich eigentlich das letzte Mal wirklich etwas gefühlt?
Und wie merkt man überhaupt, dass man etwas fühlt?

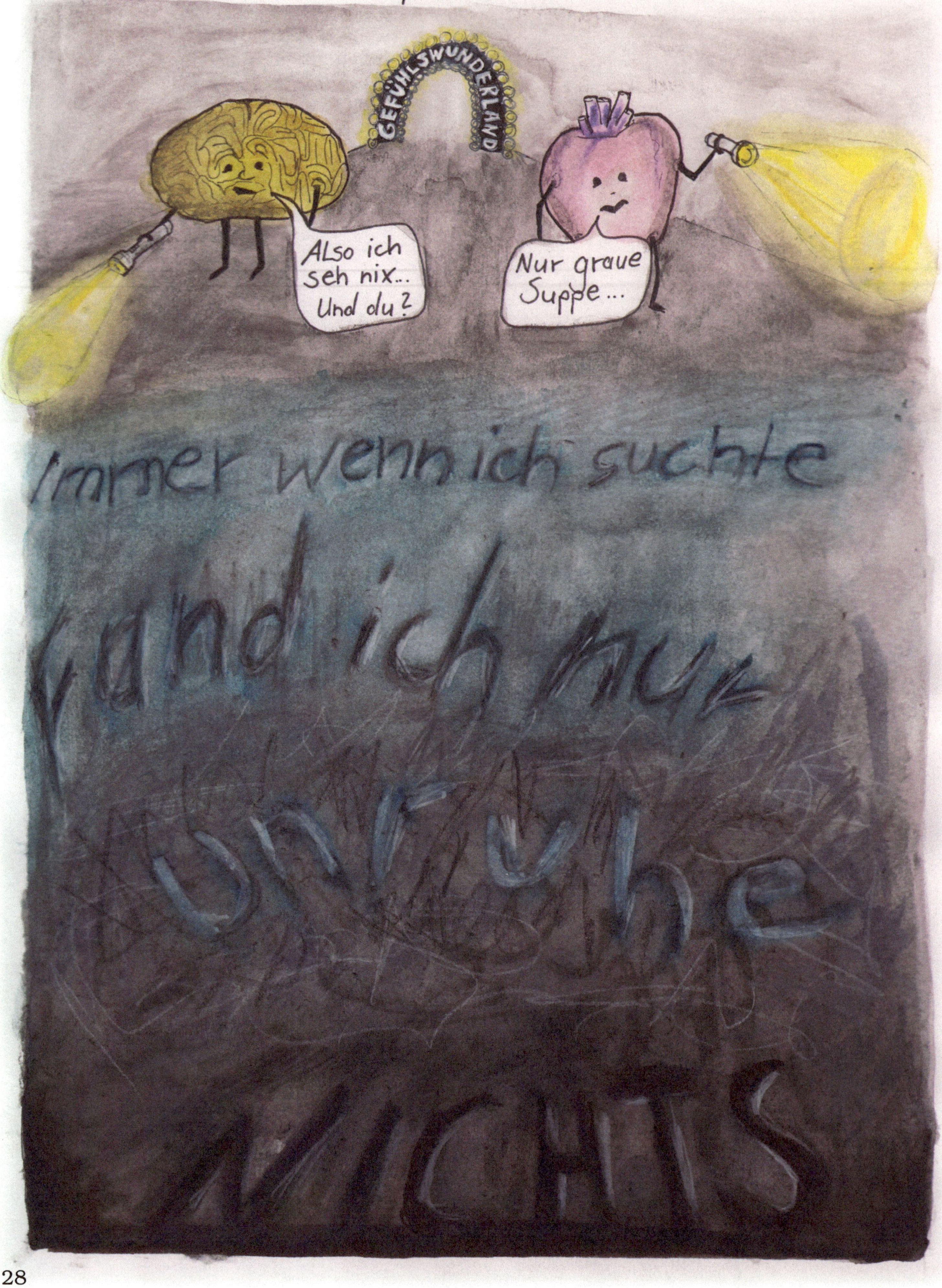
GEFÜHLSWUNDERLAND
Also ich seh nix... Und du?
Nur graue Suppe...
Immer wenn ich suchte
fand ich nur
Unruhe
NICHTS

Ich lernte zwar langsam, inne zu halten und einfach zu beobachten, was gerade, im Moment, da ist – aber es waren nicht Gefühle, sondern

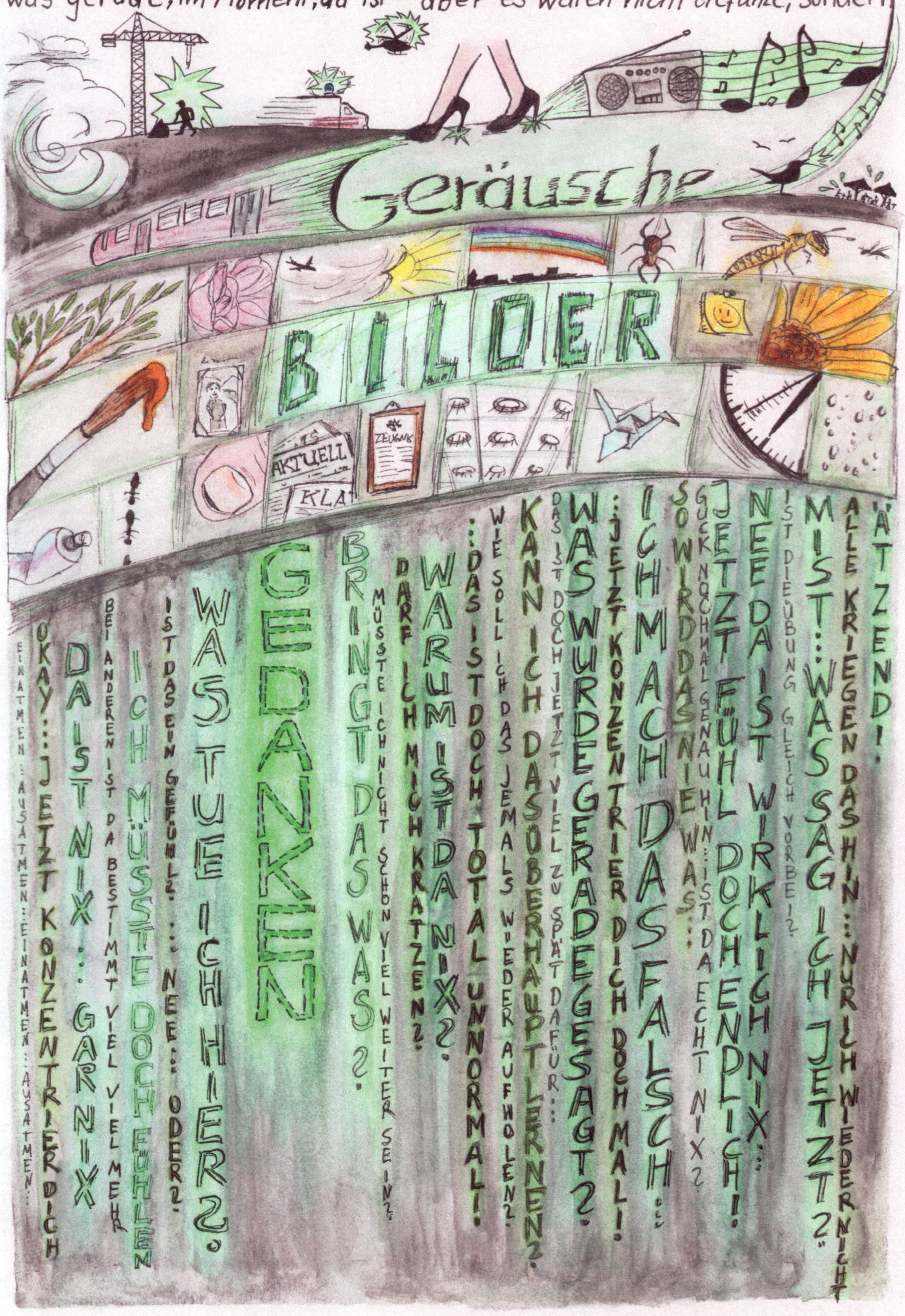
Geräusche
BILDER
AKTUELL
ZEUGNIS
EINATMEN ... AUSATMEN ... EINATMEN ... AUSATMEN ...
OKAY ... JETZT KONZENTRIER DICH
DA IST NIX .. GAR NIX
BEI ANDEREN IST DA BESTIMMT VIEL VIEL MEHR
ICH MÜSSTE DOCH FÜHLEN
IST DAS EIN GEFÜHL? .. NEE .. ODER?
WAS TUE ICH HIER?
GEDANKEN
BRINGT DAS WAS?
MÜSSTE ICH NICHT SCHON VIEL WEITER SEIN?
DARF ICH MICH KRATZEN?
WARUM IST DA NIX?
.. DAS IST DOCH TOTAL UNNORMAL!
WIE SOLL ICH DAS JEMALS WIEDER AUFHOLEN?
KANN ICH DAS ÜBERHAUPT LERNEN?
DAS IST DOCH JETZT VIEL ZU SPÄT DAFÜR ..
WAS WURDE GERADE GESAGT?
.. JETZT KONZENTRIER DICH DOCH MAL!
ICH MACH DAS FALSCH ..
SO WIRD DAS NIE WAS ..
GUCK NOCHMAL GENAU HIN .. IST DA ECHT NIX?
JETZT FÜHL DOCH ENDLICH!
NEE DA IST WIRKLICH NIX ..
IST DIE ÜBUNG GLEICH VORBEI?
MIST .. WAS SAG ICH JETZT?
ALLE KRIEGEN DAS HIN .. NUR ICH WIEDER NICHT
ÄTZEND!

Dann passierte es: In meinem ersten Therapie-Einzelgespräch...

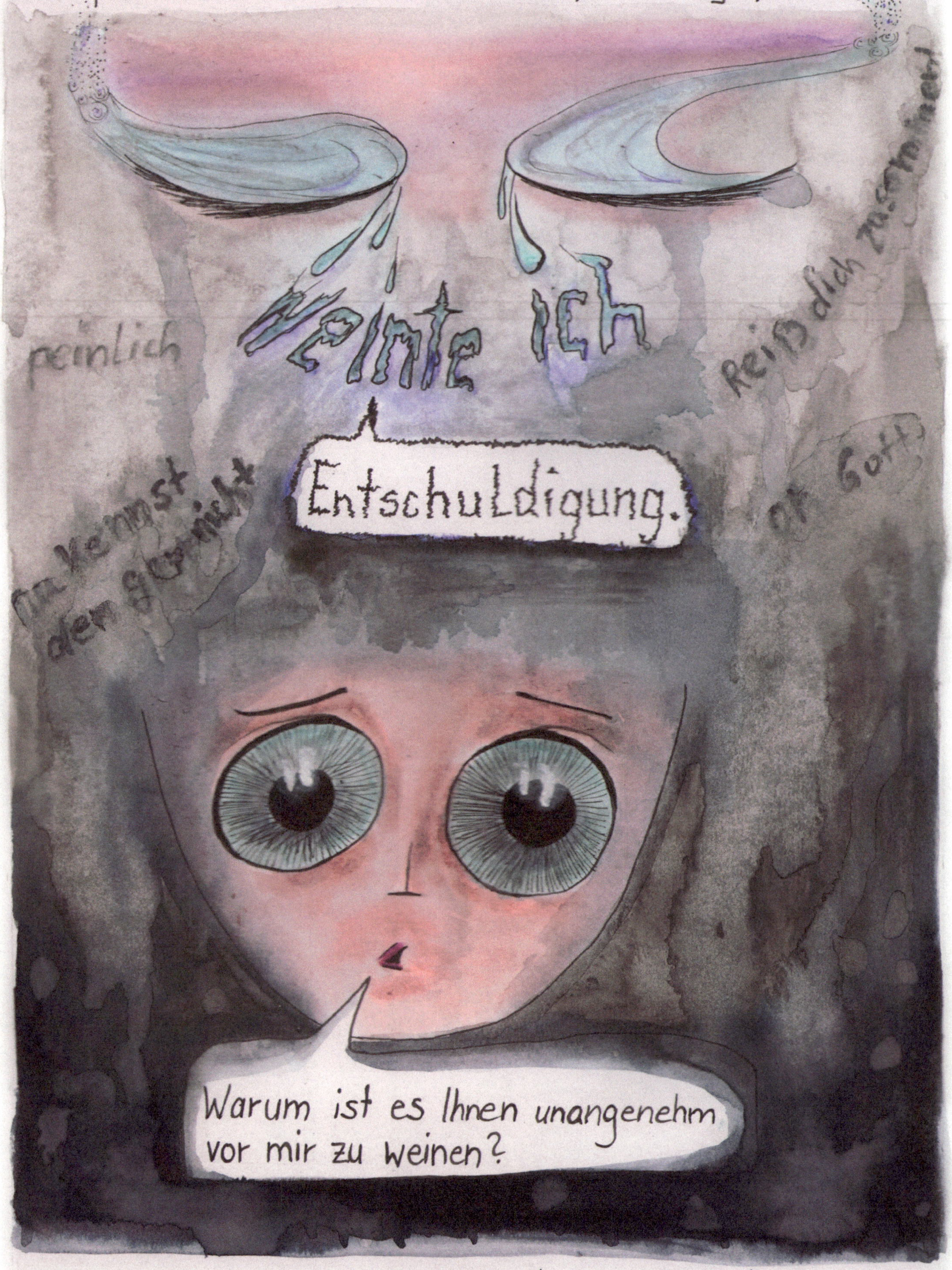
weinte ich
peinlich
Reiß dich zusammen!
Oh Gott
Entschuldigung.
Warum ist es Ihnen unangenehm vor mir zu weinen?

Ich habe später von Mitpatienten verschiedenste Antworten darauf gehört.
„Ich muss doch stark sein." „Ich sehe jetzt scheiße aus." „Weiß ich auch nicht."
Aber meine Antwort...

… hängt eventuell irgendwo in einer geheimen „Wall of fame" der bescheuertsten Antworten, die je ein Psychotherapeut darauf gehört hat.

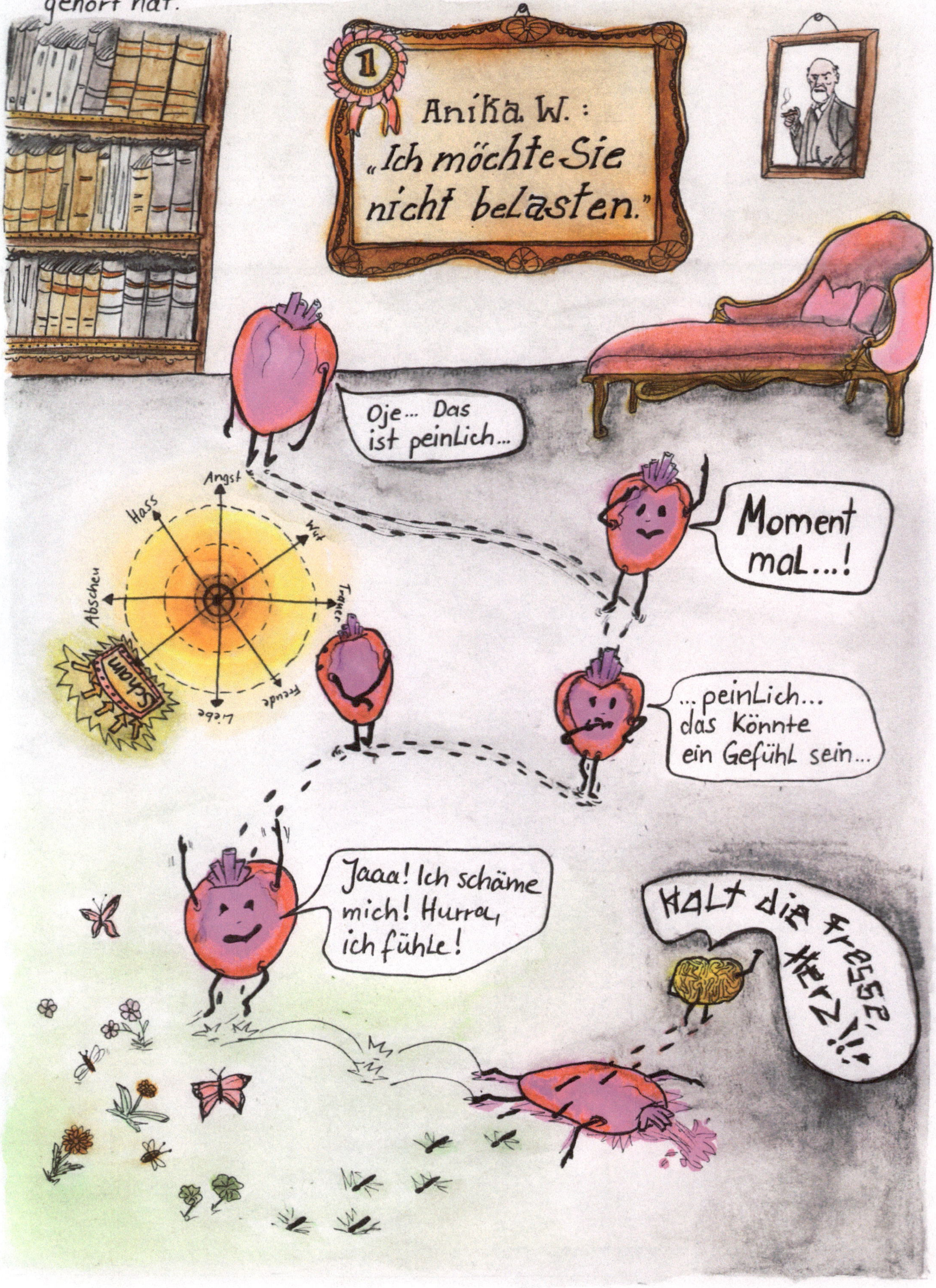
1
Anika W.: „Ich möchte Sie nicht belasten."
Oje… Das ist peinlich…
Angst
Hass
Wut
Abscheu
Trauer
Scham
Liebe
Freude
Moment mal…!
…peinlich… das könnte ein Gefühl sein…
Jaaa! Ich schäme mich! Hurra, ich fühle!
HALT die FRESSE, HERZ!!!

Es kam ganz automatisch. Wie ein Impuls, den ich nicht steuern konnte.

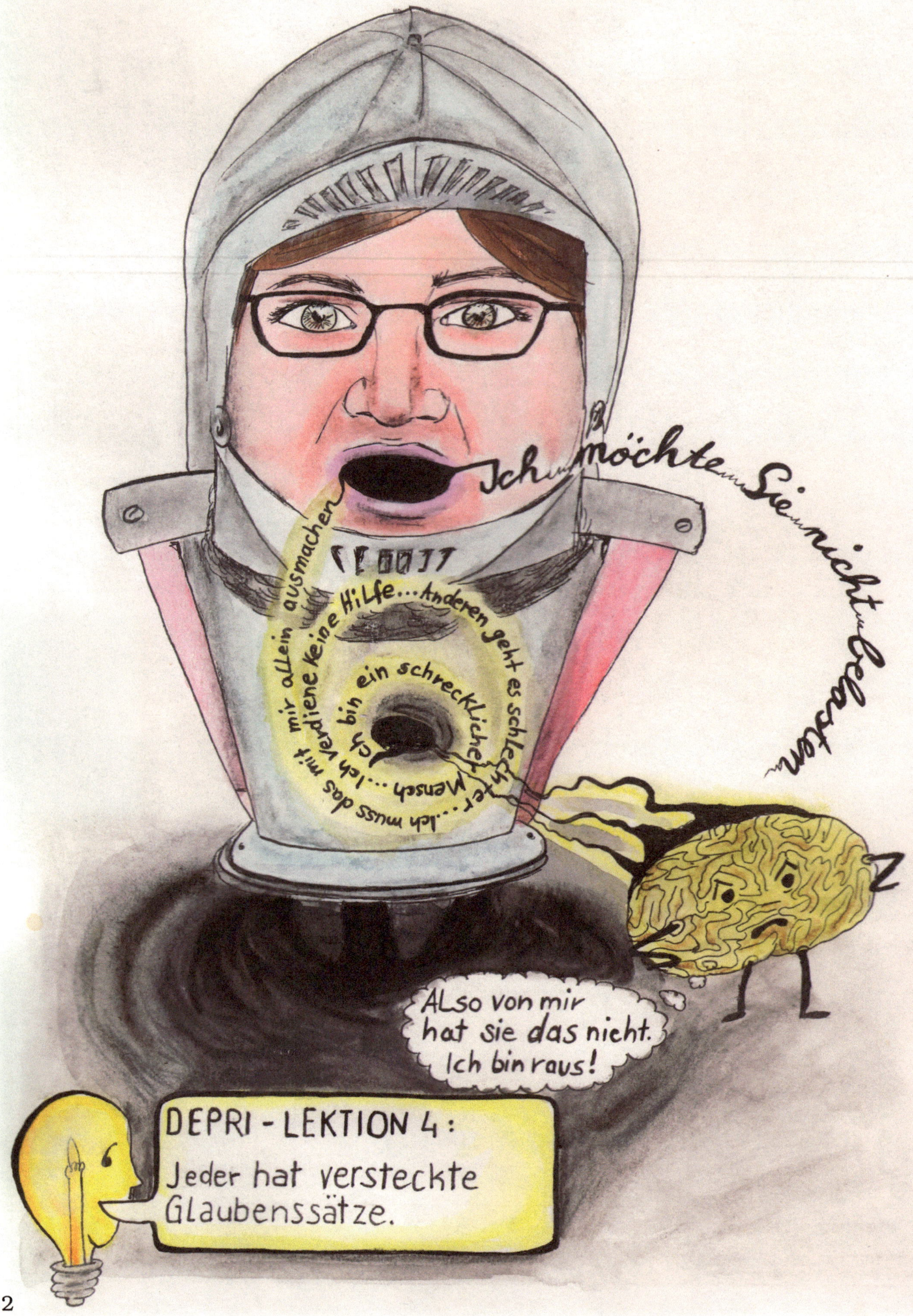

Ich möchte Sie nicht belasten
Ich bin ein schrecklicher Mensch ... Ich verdiene keine Hilfe ... Anderen geht es schlechter ... Ich muss das mit mir allein ausmachen
Also von mir hat sie das nicht. Ich bin raus!
DEPRI - LEKTION 4:
Jeder hat versteckte Glaubenssätze.

Langsam Lernte ich mich besser kennen. Und auf seltsame Weise war ich wie all die anderen auf der Station.

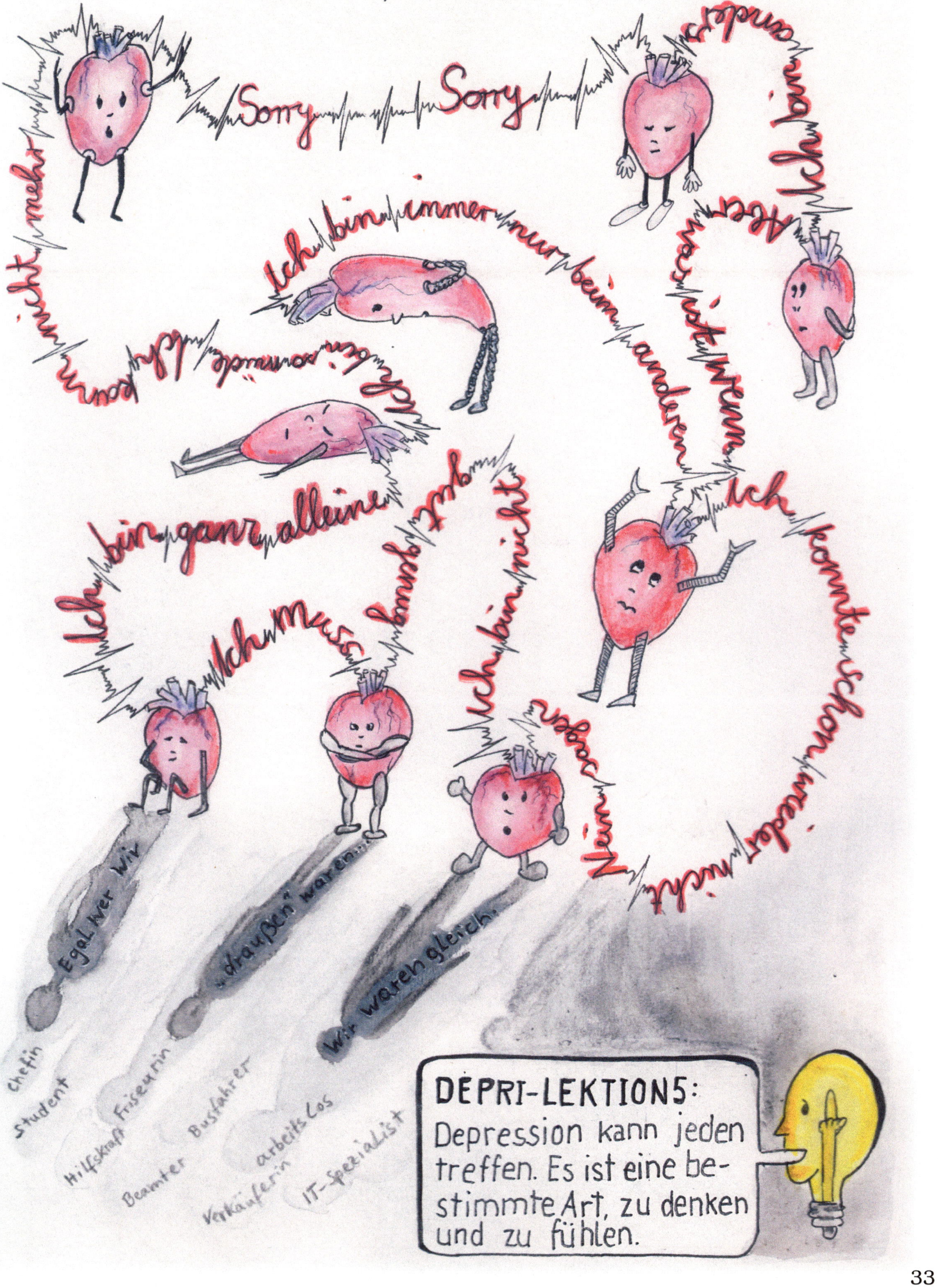
Sorry
Sorry
Ich bin anders
Aber was ist wenn
Ich bin immer nur beim anderen
Ich konnte schon wieder nicht
Nein sagen
Ich bin nicht gut genug
Ich muss
Ich bin ganz alleine
Ich bin so müde
Ich kann nicht mehr
Egal wer wir
„draußen" waren...
Wir waren gleich.
Chefin
Student
Hilfskraft
Friseurin
Beamter
Busfahrer
arbeitslos
Verkäuferin
IT-Spezialist
DEPRI-LEKTION 5:
Depression kann jeden treffen. Es ist eine bestimmte Art, zu denken und zu fühlen.

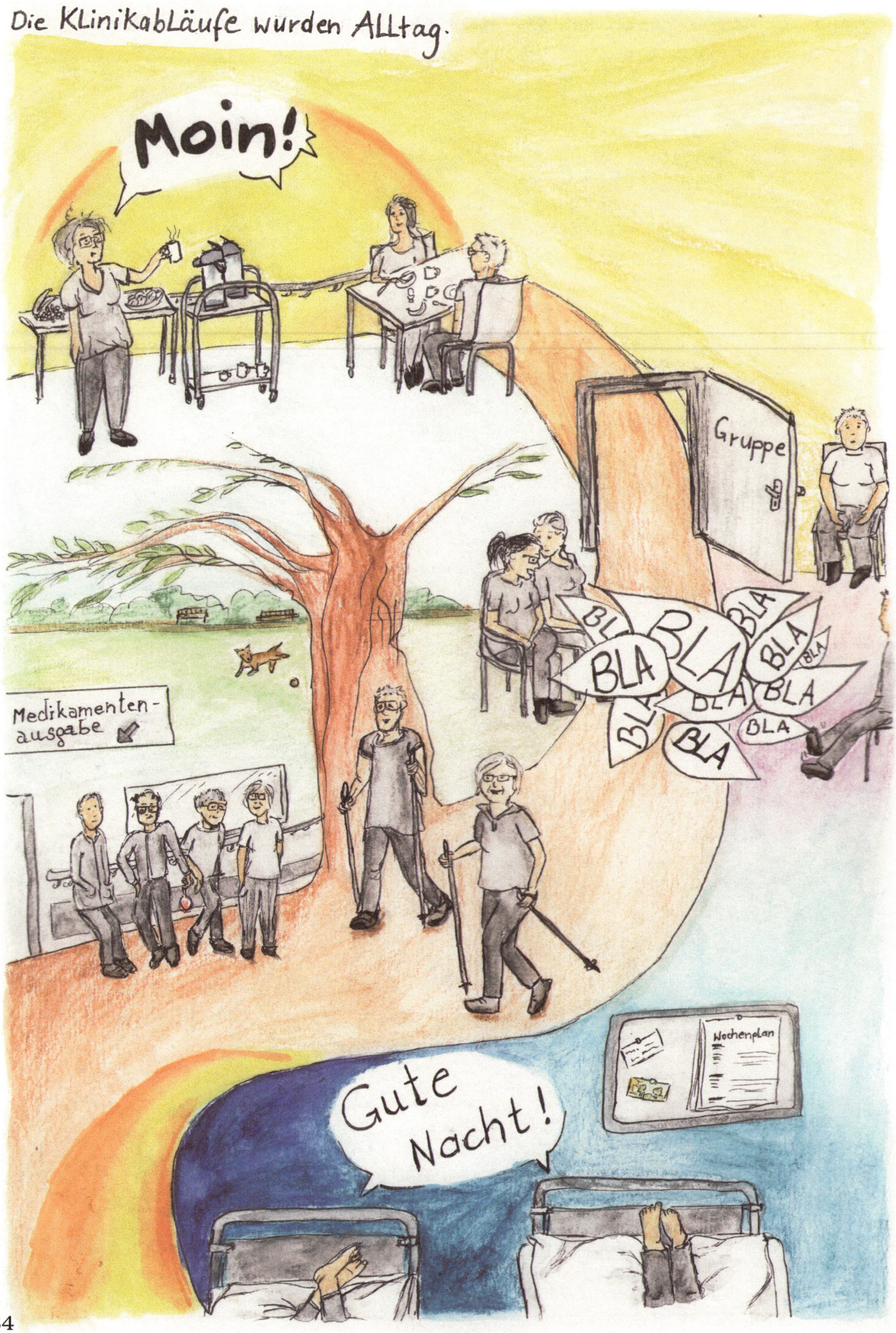
Die Klinikabläufe wurden Alltag.
Moin!
Gruppe
BL
BLA
BLA
BLA
BLA
BLA
BLA
BLA
BLA
BLA
BLA
BLA
Medikamenten-
ausgabe
Wochenplan
Gute Nacht!

Immer, wenn ich abschalten wollte, ging ich zu „meinem" Baum und beobachtete die Hunde im Park.

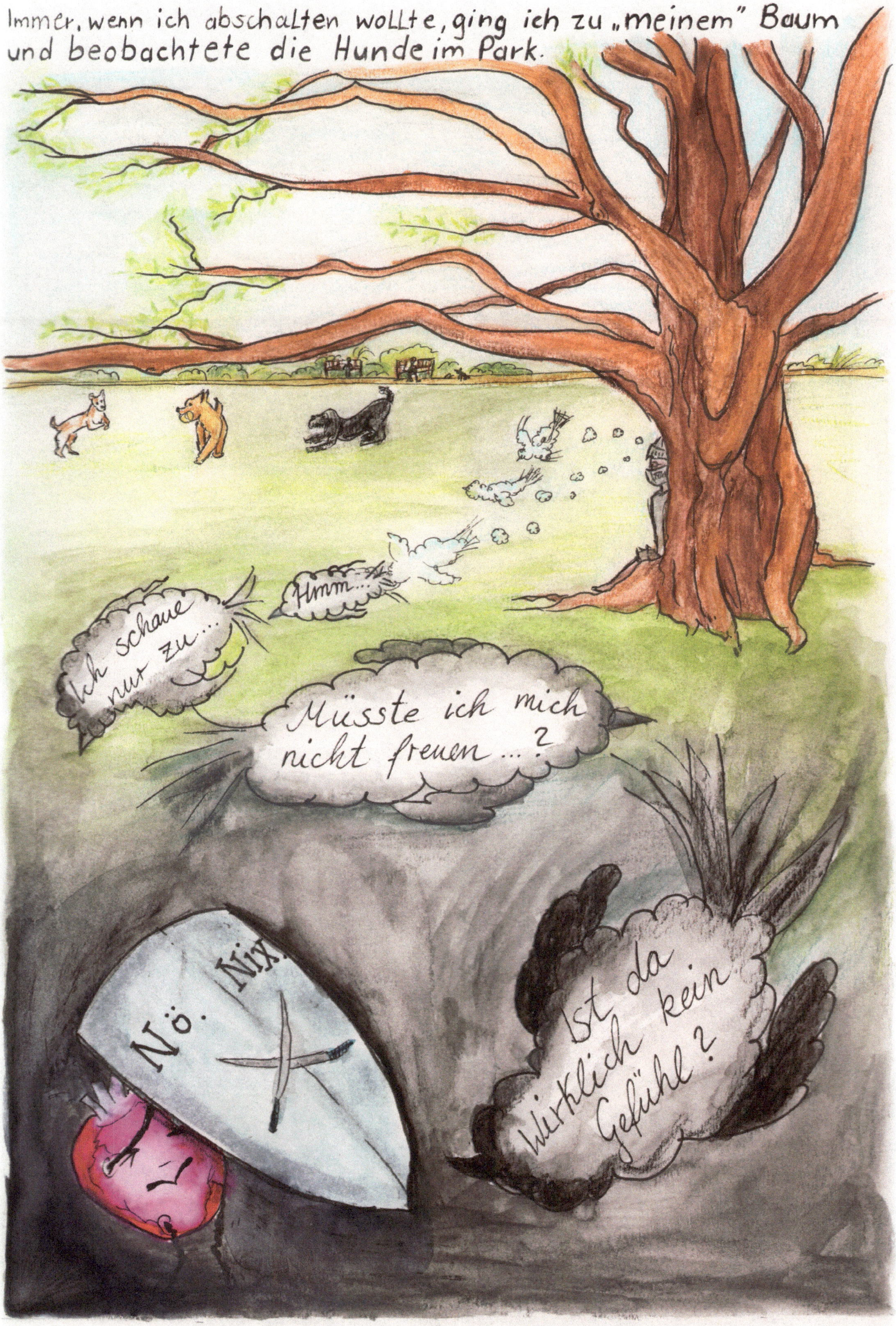

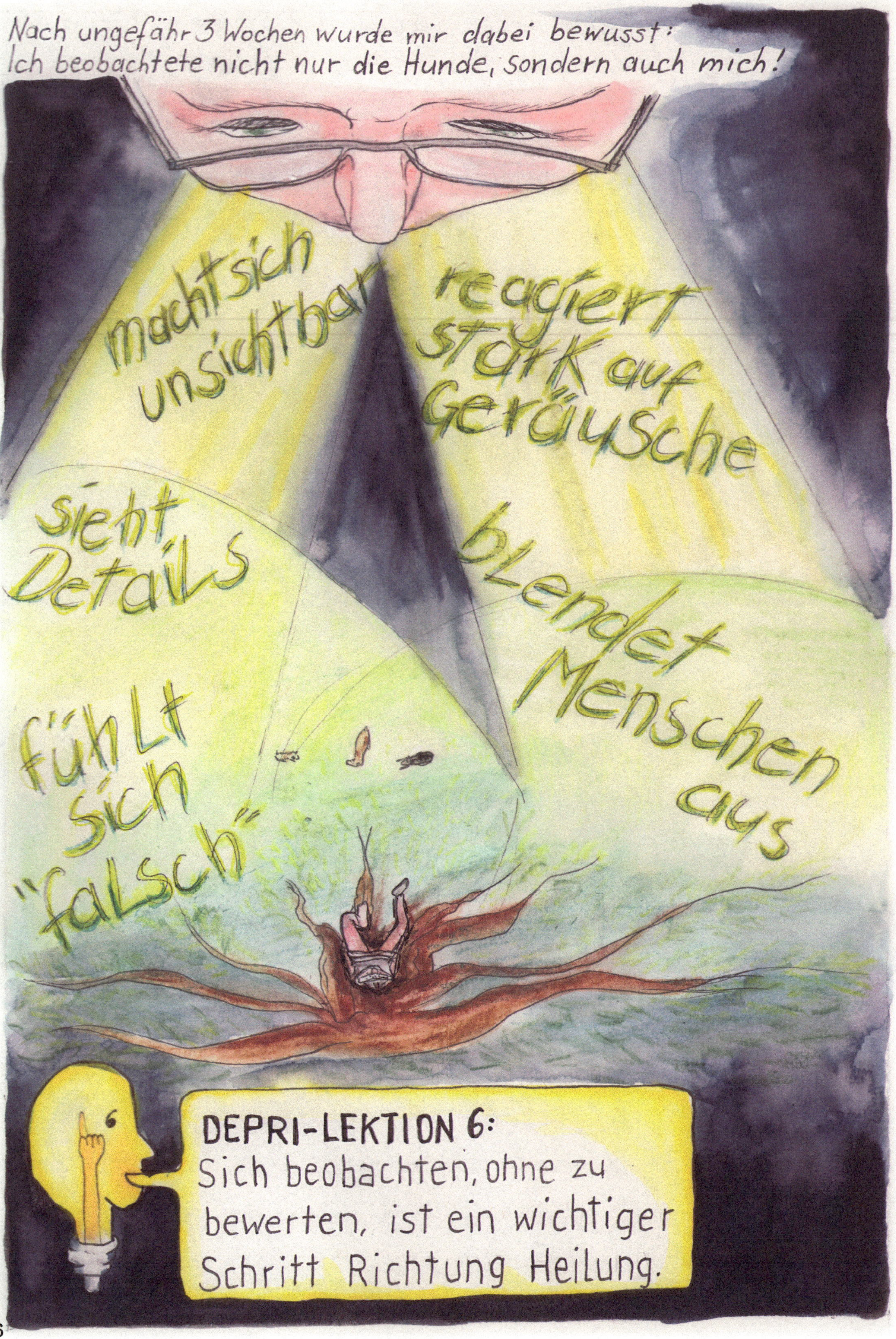
Nach ungefähr 3 Wochen wurde mir dabei bewusst:
Ich beobachtete nicht nur die Hunde, sondern auch mich!
macht sich unsichtbar
reagiert stark auf Geräusche
sieht Details
blendet Menschen aus
fühlt sich "falsch"
DEPRI-LEKTION 6:
Sich beobachten, ohne zu bewerten, ist ein wichtiger Schritt Richtung Heilung.

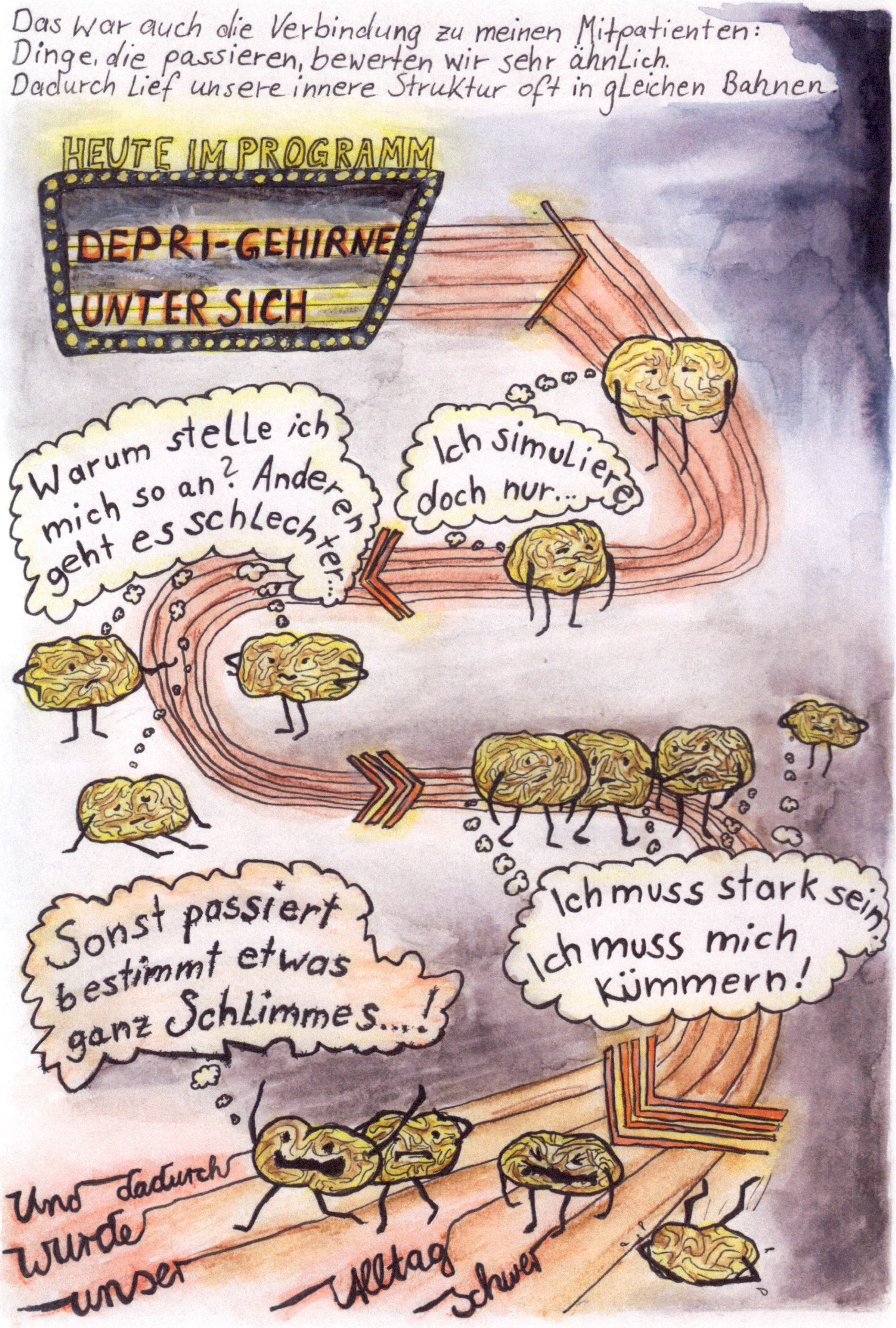
Das war auch die Verbindung zu meinen Mitpatienten:
Dinge, die passieren, bewerten wir sehr ähnlich.
Dadurch lief unsere innere Struktur oft in gleichen Bahnen.
HEUTE IM PROGRAMM
DEPRI-GEHIRNE UNTER SICH
Ich simuliere doch nur...
Warum stelle ich mich so an? Anderen geht es schlechter...
Ich muss stark sein. Ich muss mich kümmern!
Sonst passiert bestimmt etwas ganz Schlimmes...!
Und dadurch wurde unser Alltag schwer

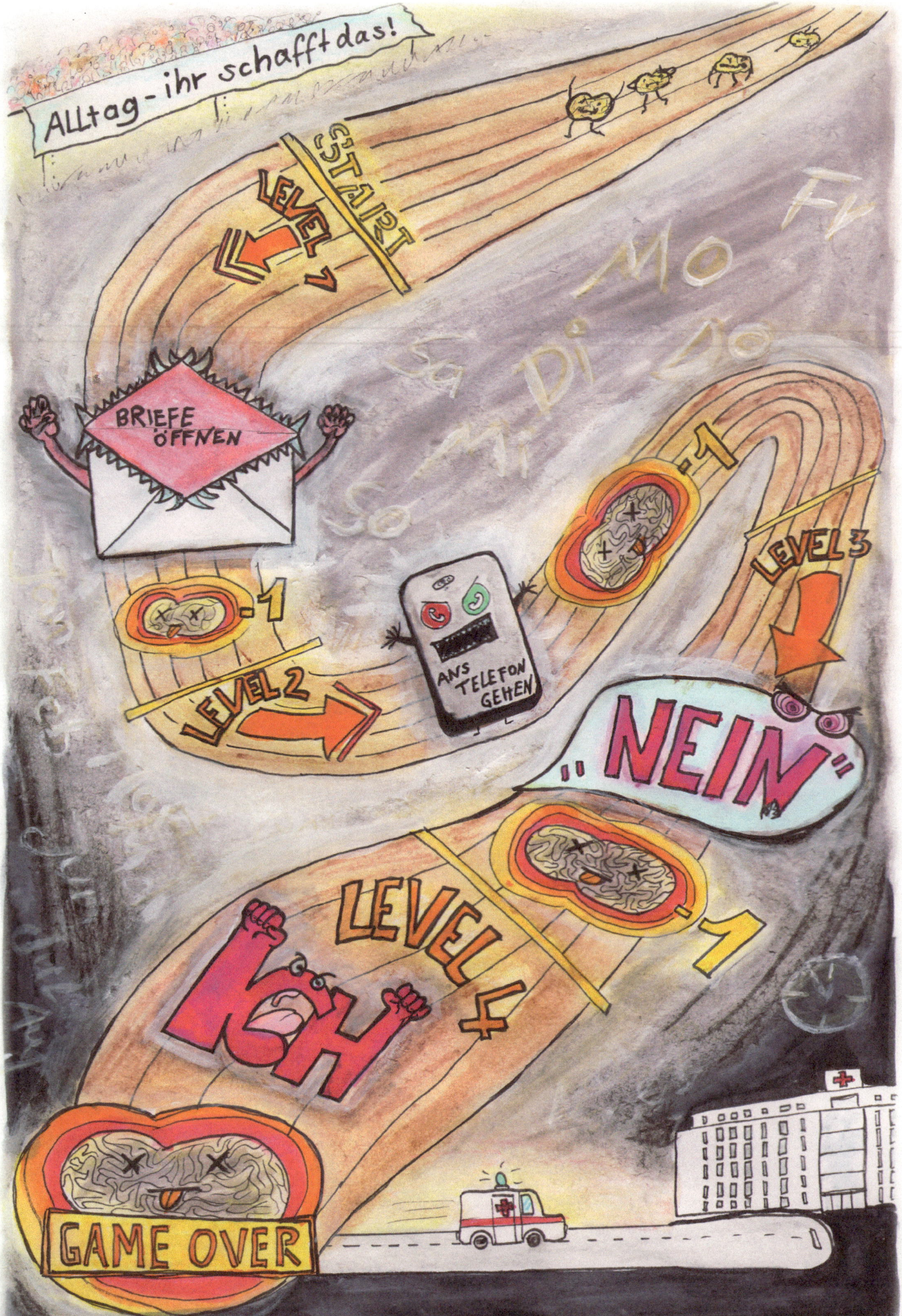
Alltag - ihr schafft das!
START
LEVEL 1
BRIEFE ÖFFNEN
-1
LEVEL 2
ANS TELEFON GEHEN
-1
LEVEL 3
„NEIN"
-1
LEVEL 4
ICH
GAME OVER

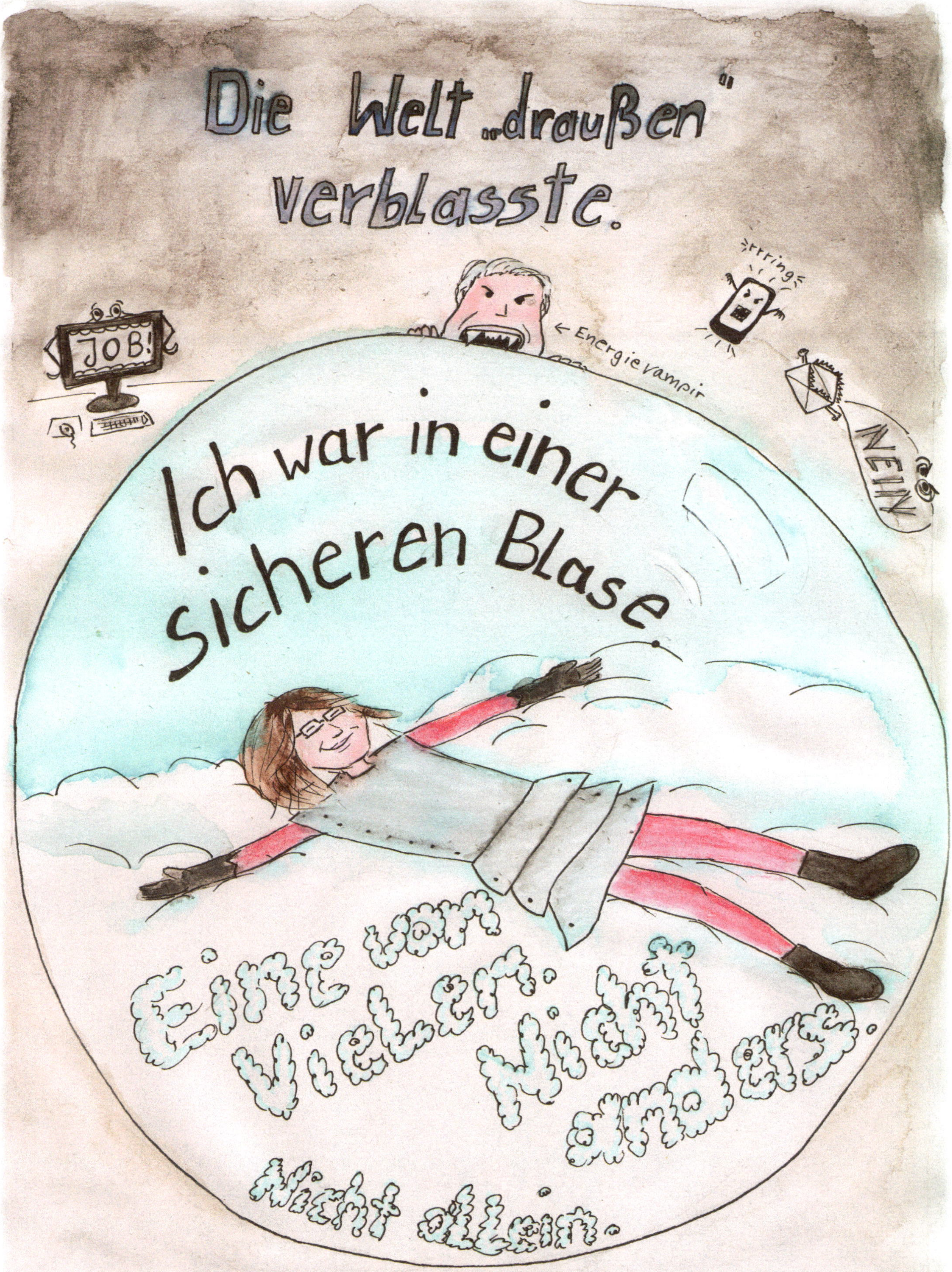
Die Welt „draußen" verblasste.
JOB!
← Energievampir
frring
NEIN
Ich war in einer sicheren Blase.
Eine von Vielen.
Nicht anders.
Nicht allein.

Ich begann langsam darauf zu vertrauen, dass mir hier geholfen wird. Ich akzeptierte, dass ich eine Krankheit hatte.

Wir entdeckten alte Hobbies neu.

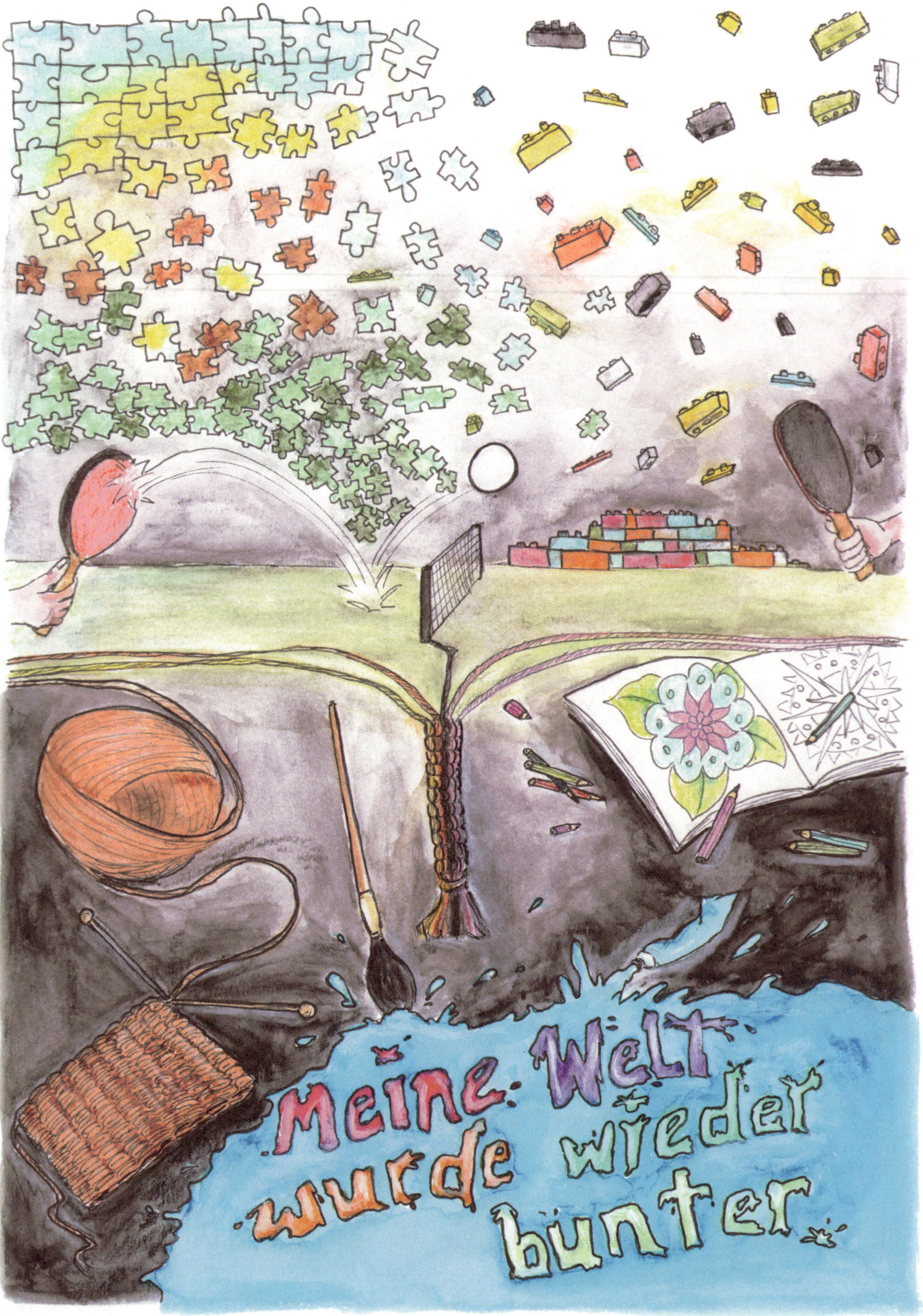

Ich fand wieder zum Malen. Mit Bildern konnte ich das ausdrücken, wofür mir die Worte fehlten.

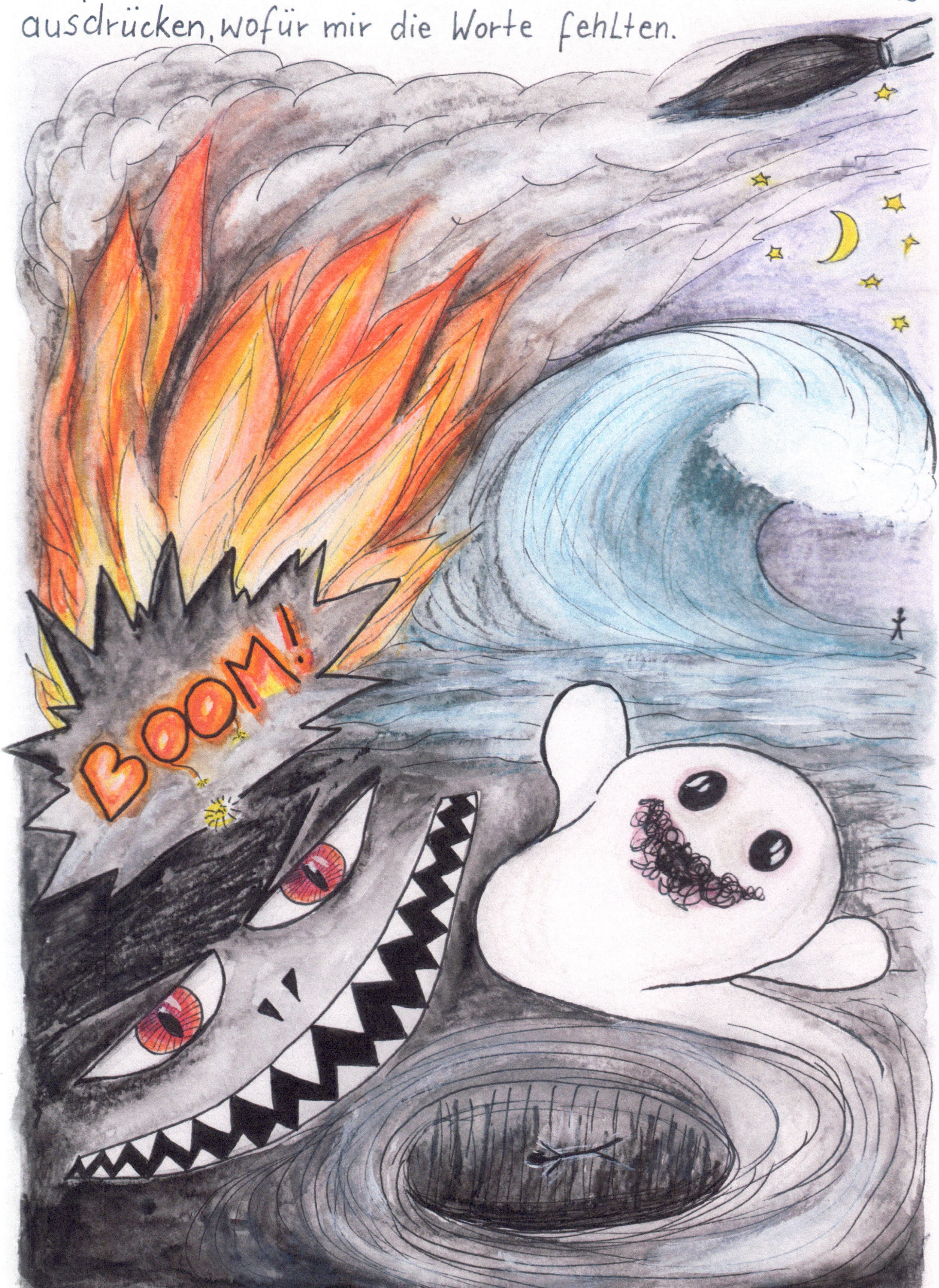

ALs meine Zimmernachbarin Maike nach Hause entLassen wurde, Kamen alte Ängste zurück...

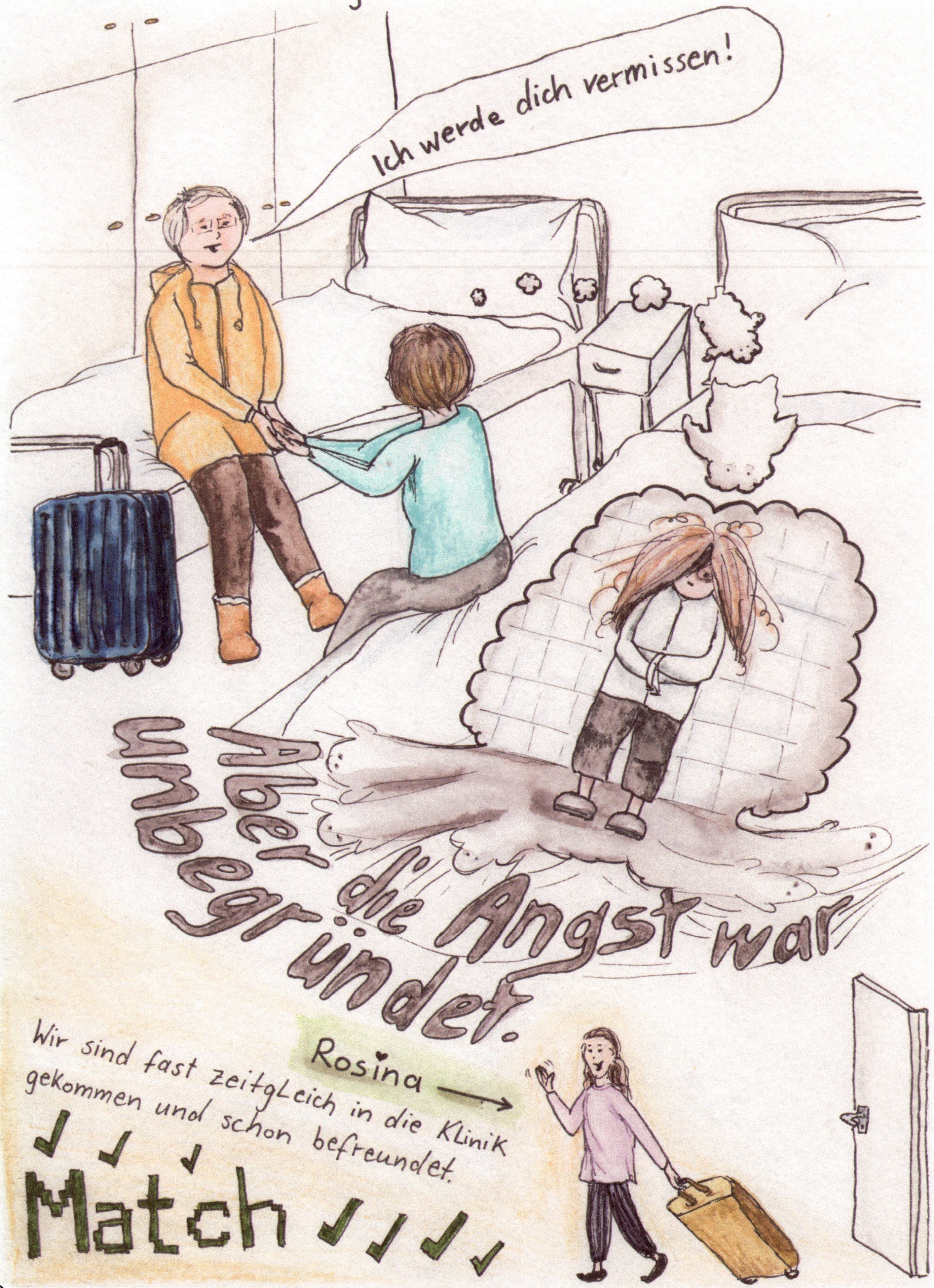
Ich werde dich vermissen!
Aber die Angst war unbegründet.
Wir sind fast zeitgLeich in die KLinik gekommen und schon befreundet.
Rosina
Match

Ich hatte nicht das Gefühl, dass ich voran kam oder dass irgendetwas besser wurde.

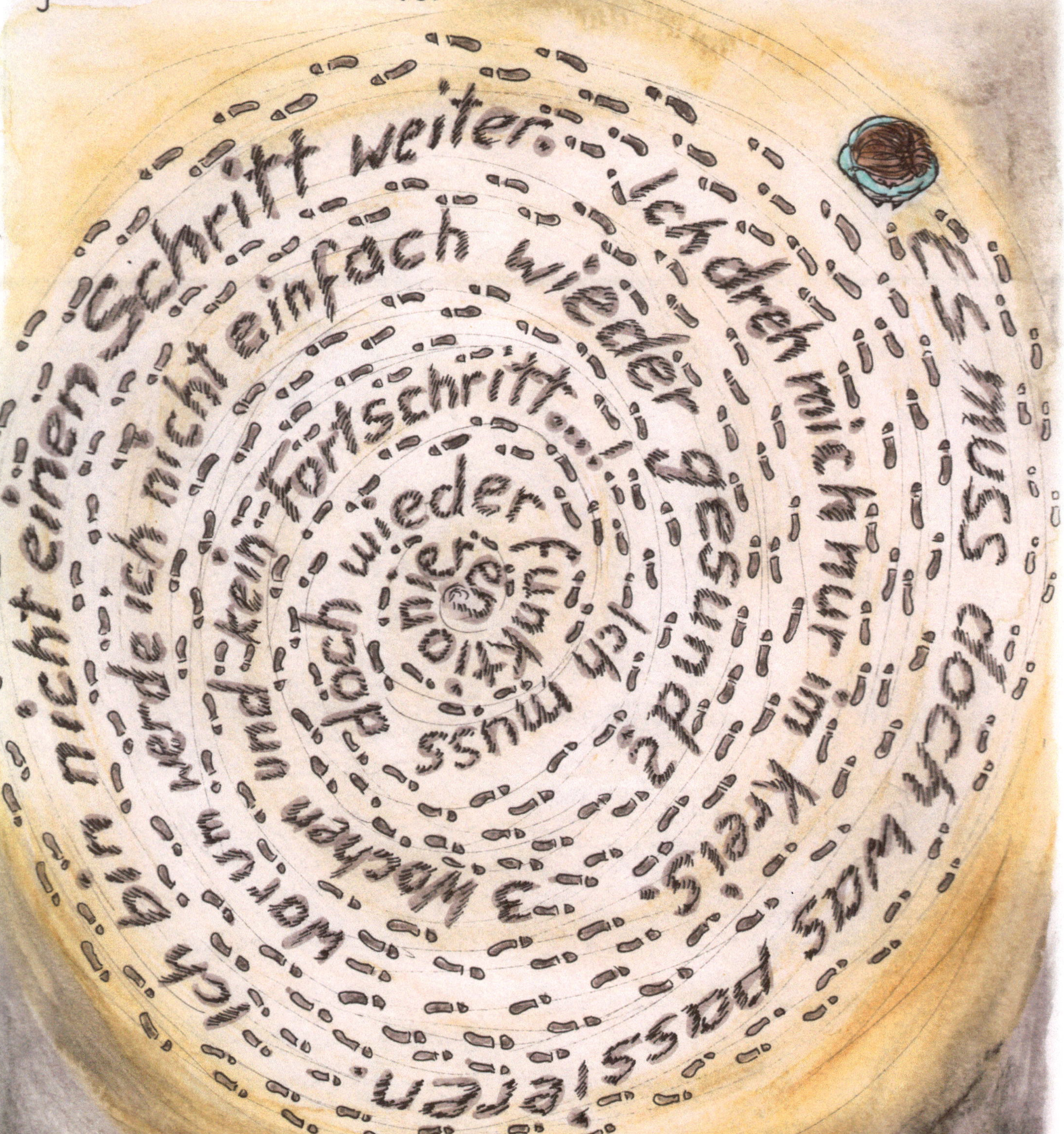

Der Durchbruch zum nächsten Heilungsschritt Kam bei mir durch das Malen.

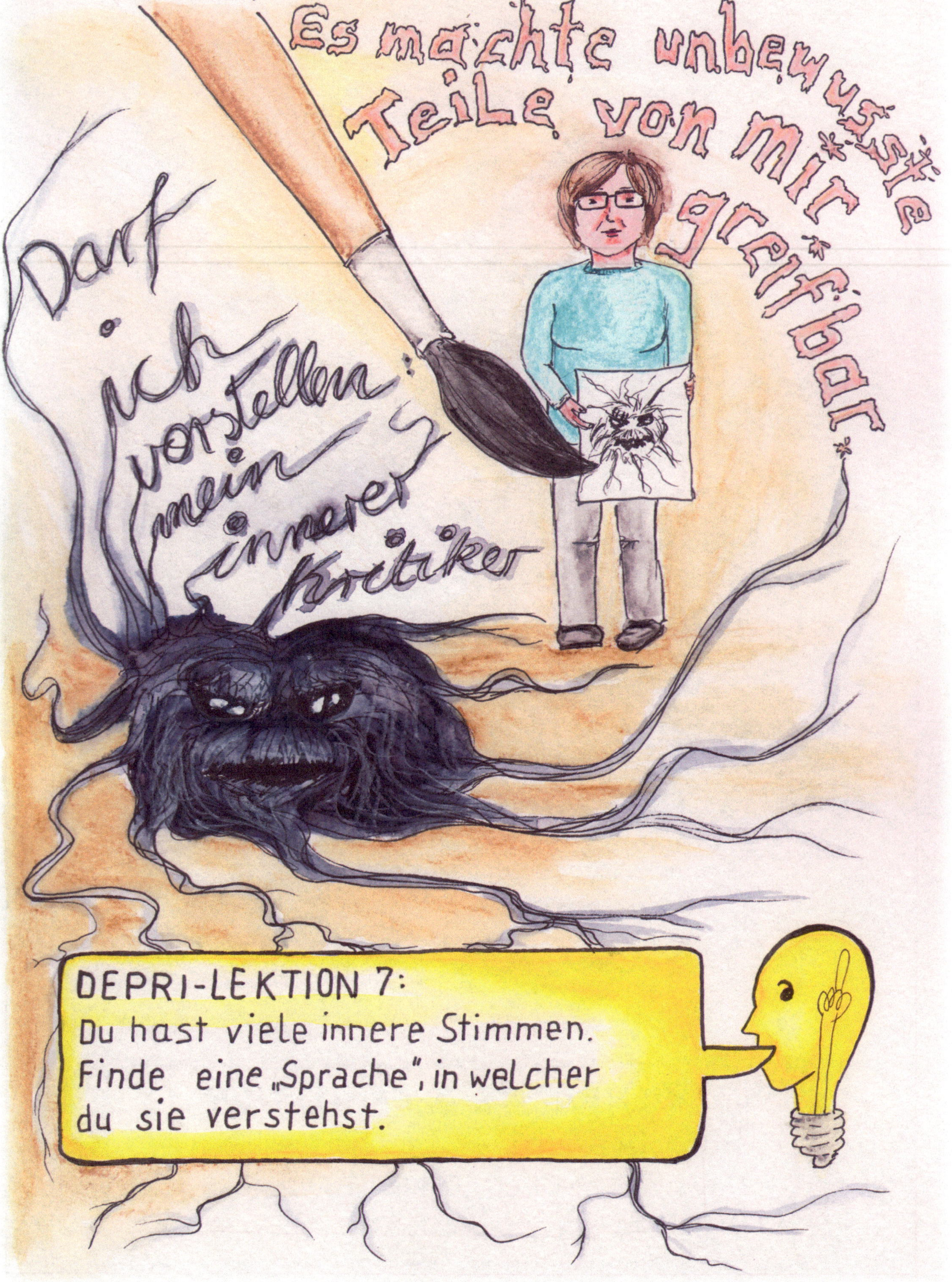
Es machte unbewusste Teile von mir greifbar
Darf ich vorstellen: mein innerer Kritiker
DEPRI-LEKTION 7:
Du hast viele innere Stimmen. Finde eine „Sprache", in welcher du sie verstehst.

Erst war mein innerer Kritiker ein Alleinherrscher.
Er war irgendwie überall - und alles andere als nett.

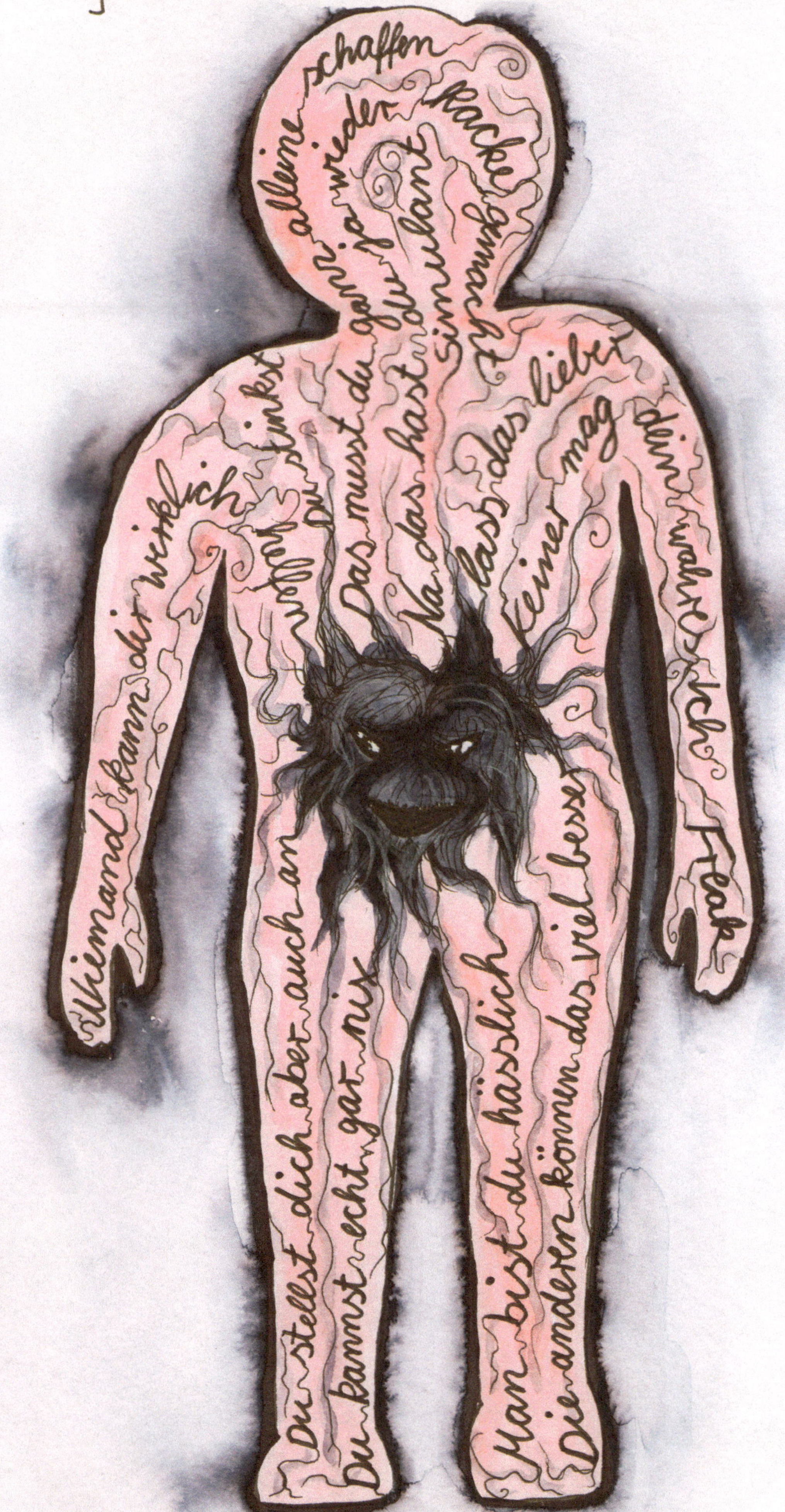

Allzu Lange blieb er jedoch nicht allein.

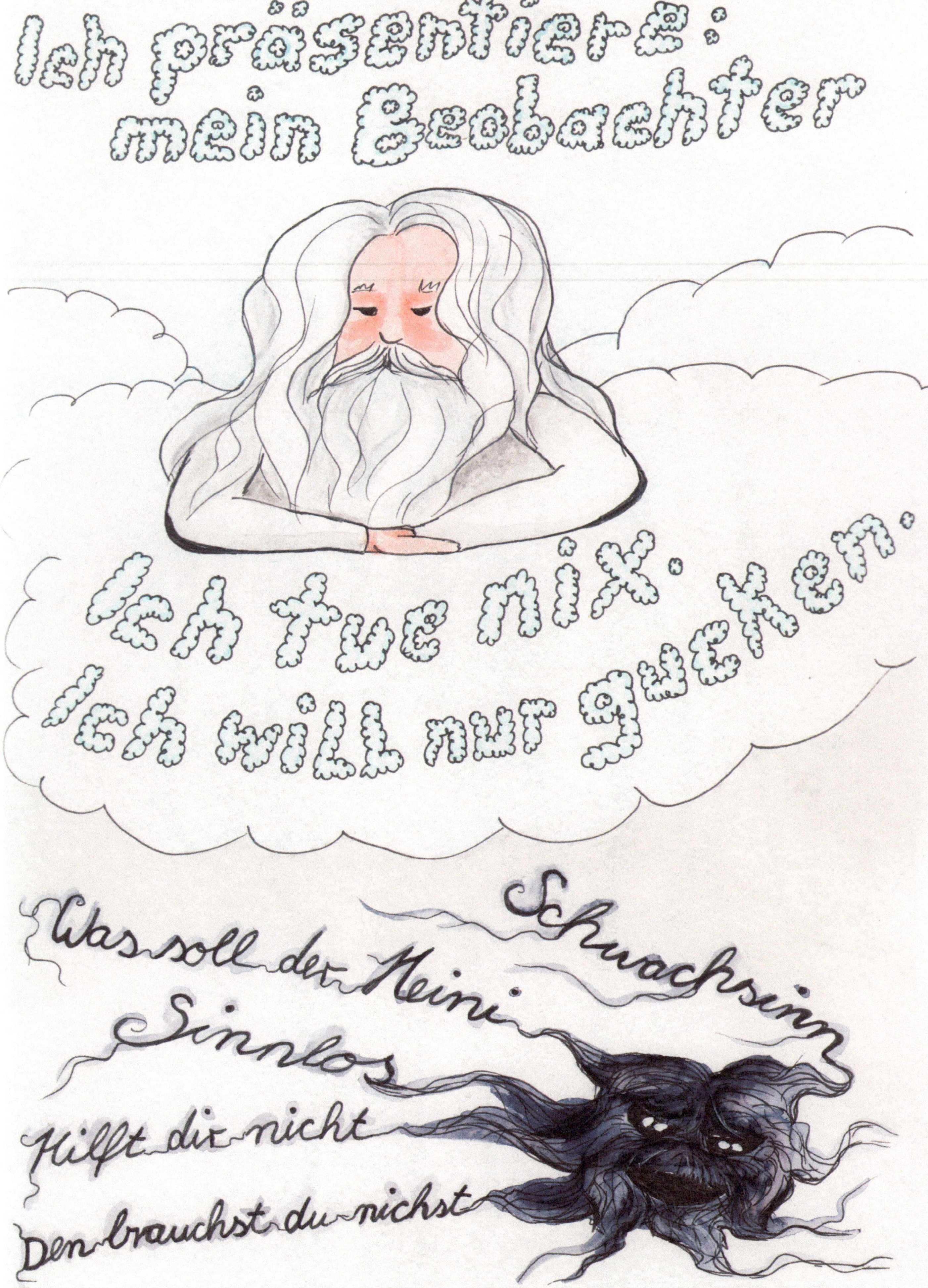
Ich präsentiere: mein Beobachter
Ich tue nix. Ich will nur gucken.
Schwachsinn
Was soll der Heini
Sinnlos
Hilft dir nicht
Den brauchst du nichst

Ich probierte mich in der Kunsttherapie immer mehr aus.

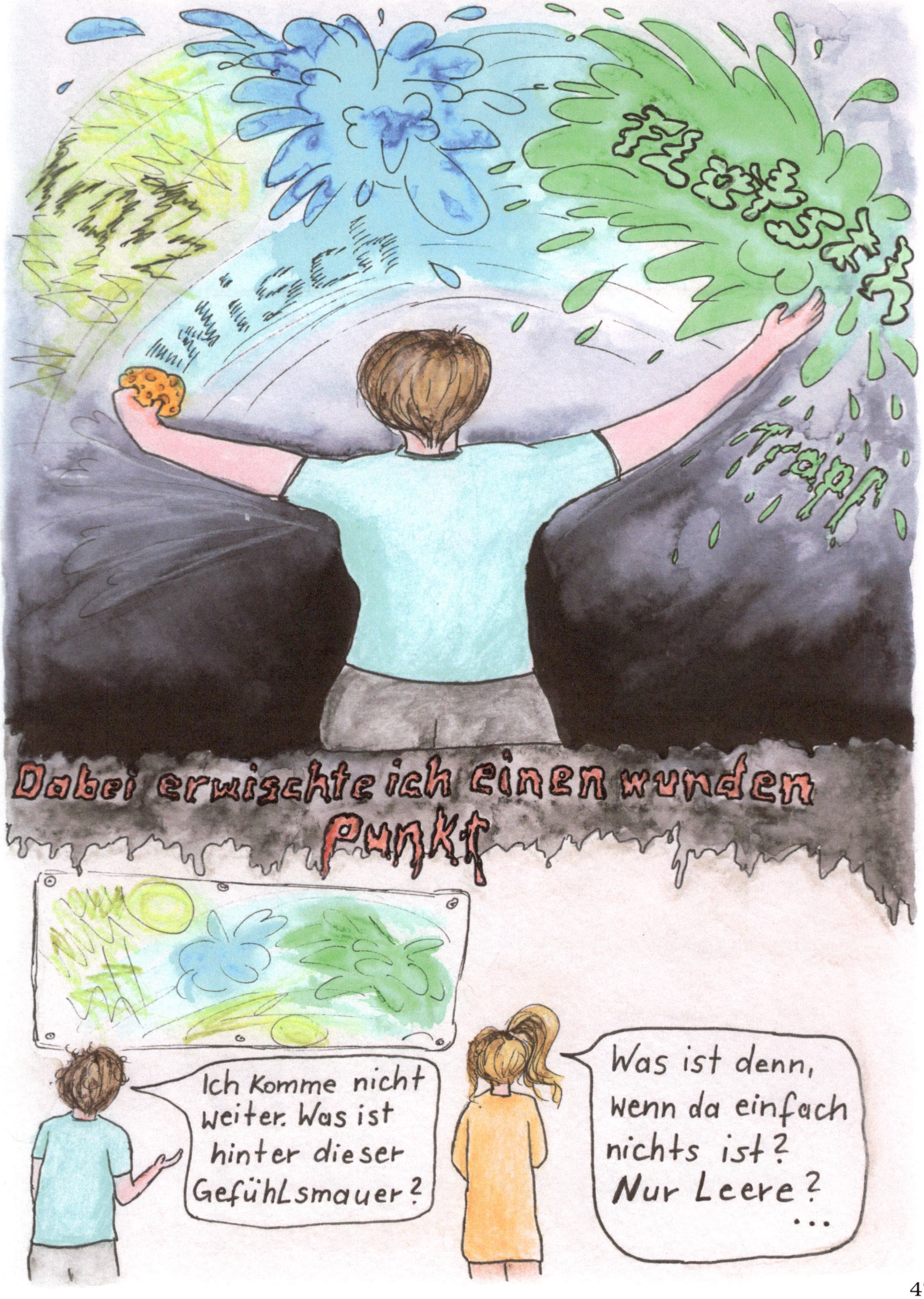

Kratz
Wisch
Flatsch
Tropf
Dabei erwischte ich einen wunden Punkt
Ich komme nicht weiter. Was ist hinter dieser Gefühlsmauer?
Was ist denn, wenn da einfach nichts ist? Nur Leere? ...

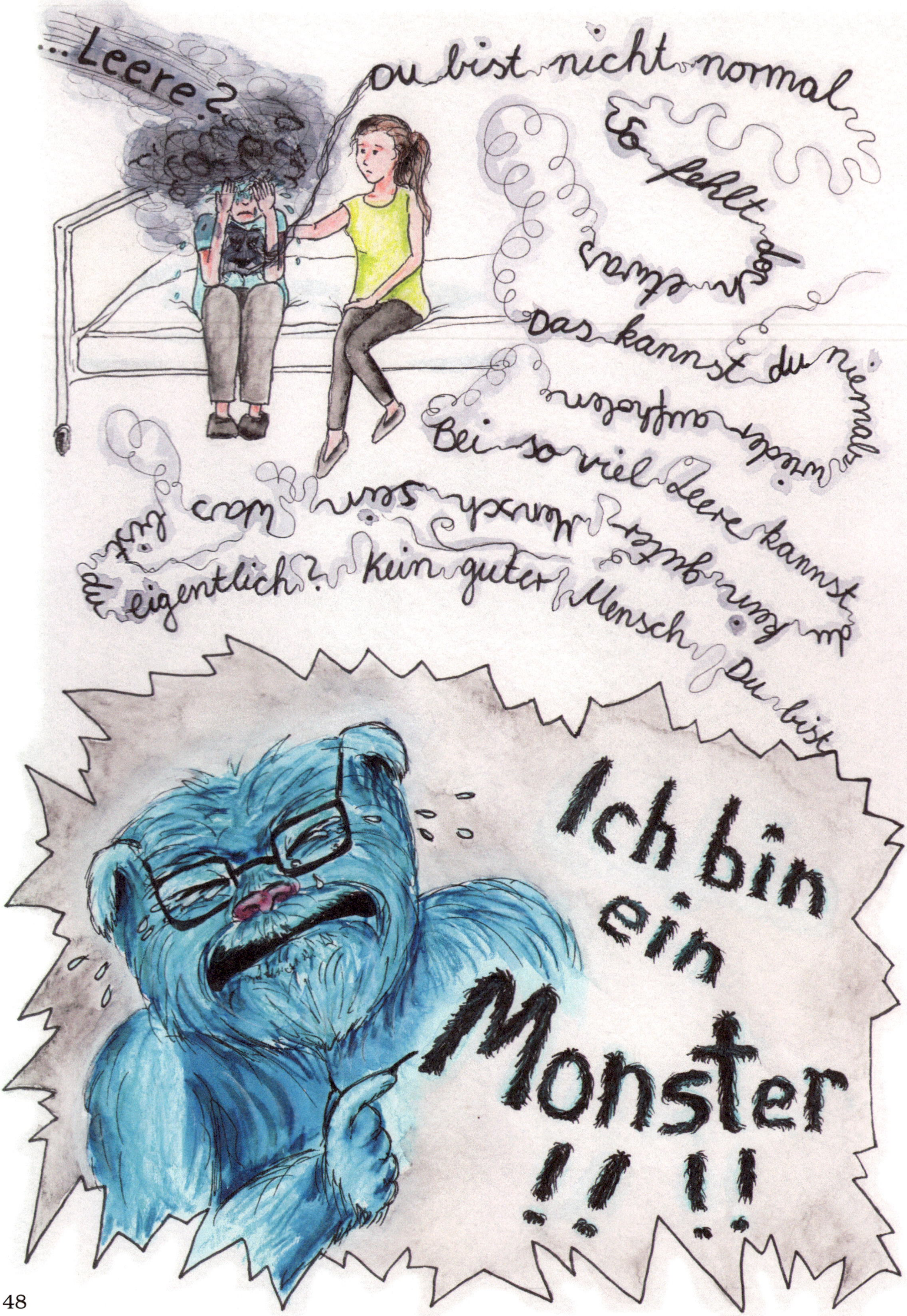
...Leere?
Du bist nicht normal
So fehlt doch etwas
Das kannst du niemals wieder aufholen
Bei so viel Leere kannst du kein guter Mensch sein
Was bist du eigentlich?
Kein guter Mensch
Du bist
Ich bin ein Monster !!!!

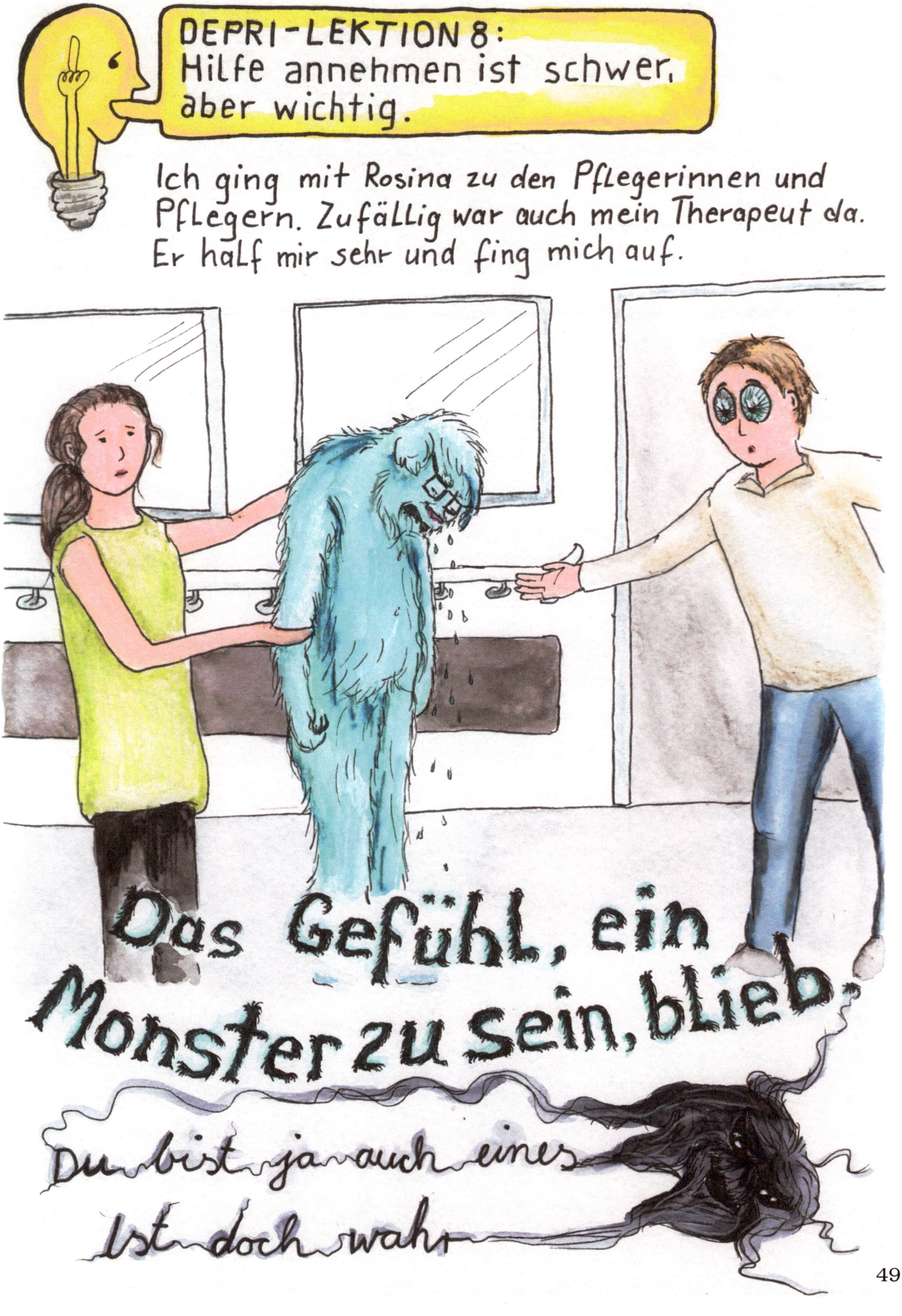
DEPRI-LEKTION 8:
Hilfe annehmen ist schwer, aber wichtig.
Ich ging mit Rosina zu den Pflegerinnen und Pflegern. Zufällig war auch mein Therapeut da. Er half mir sehr und fing mich auf.
Das Gefühl, ein Monster zu sein, blieb.
Du bist ja auch eines
Ist doch wahr

Ich ging zu „meinem" Baum und weinte auch dort noch stundenlang.

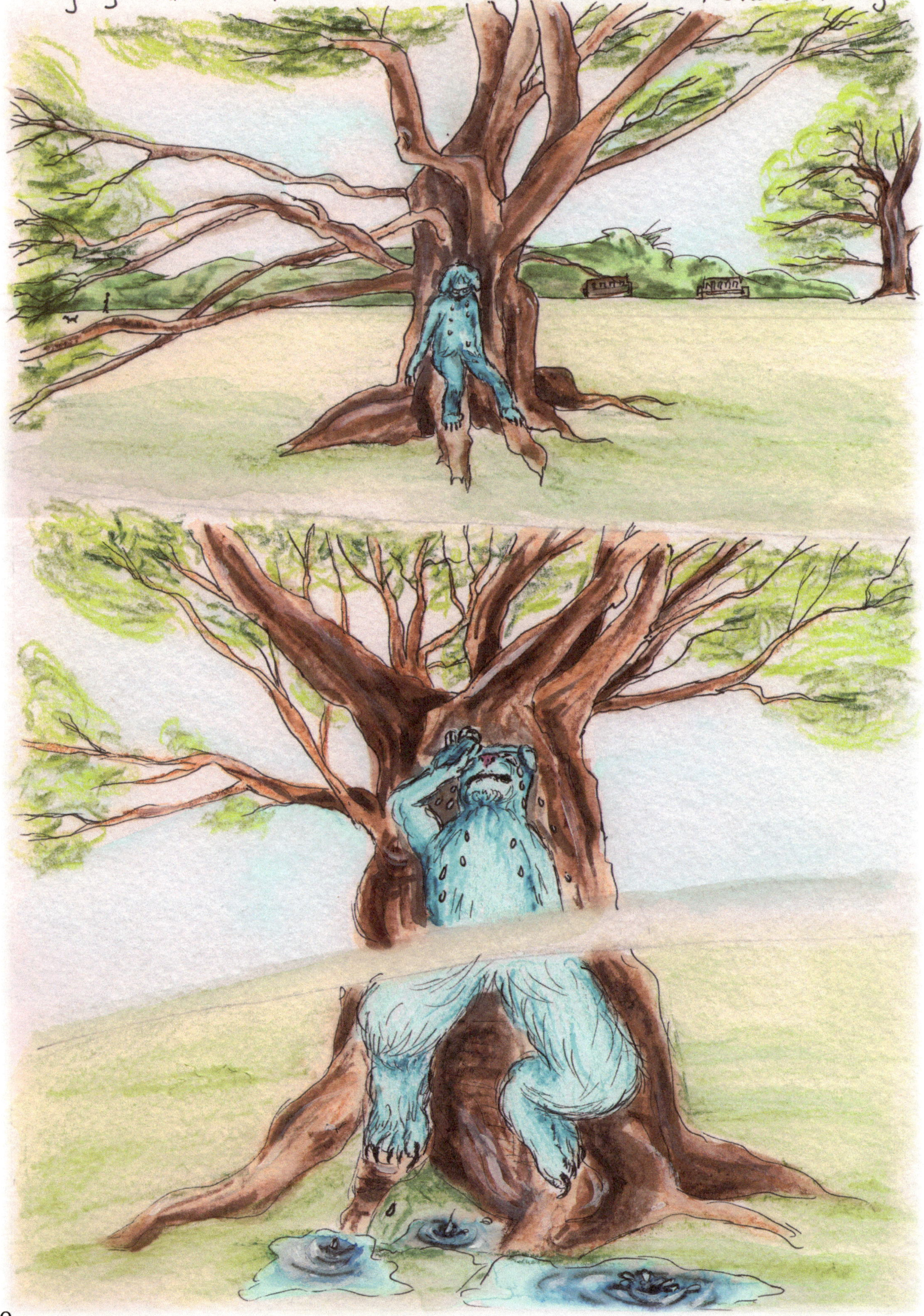

Bis irgendwann ganz besondere Tröster zu mir Kamen ...

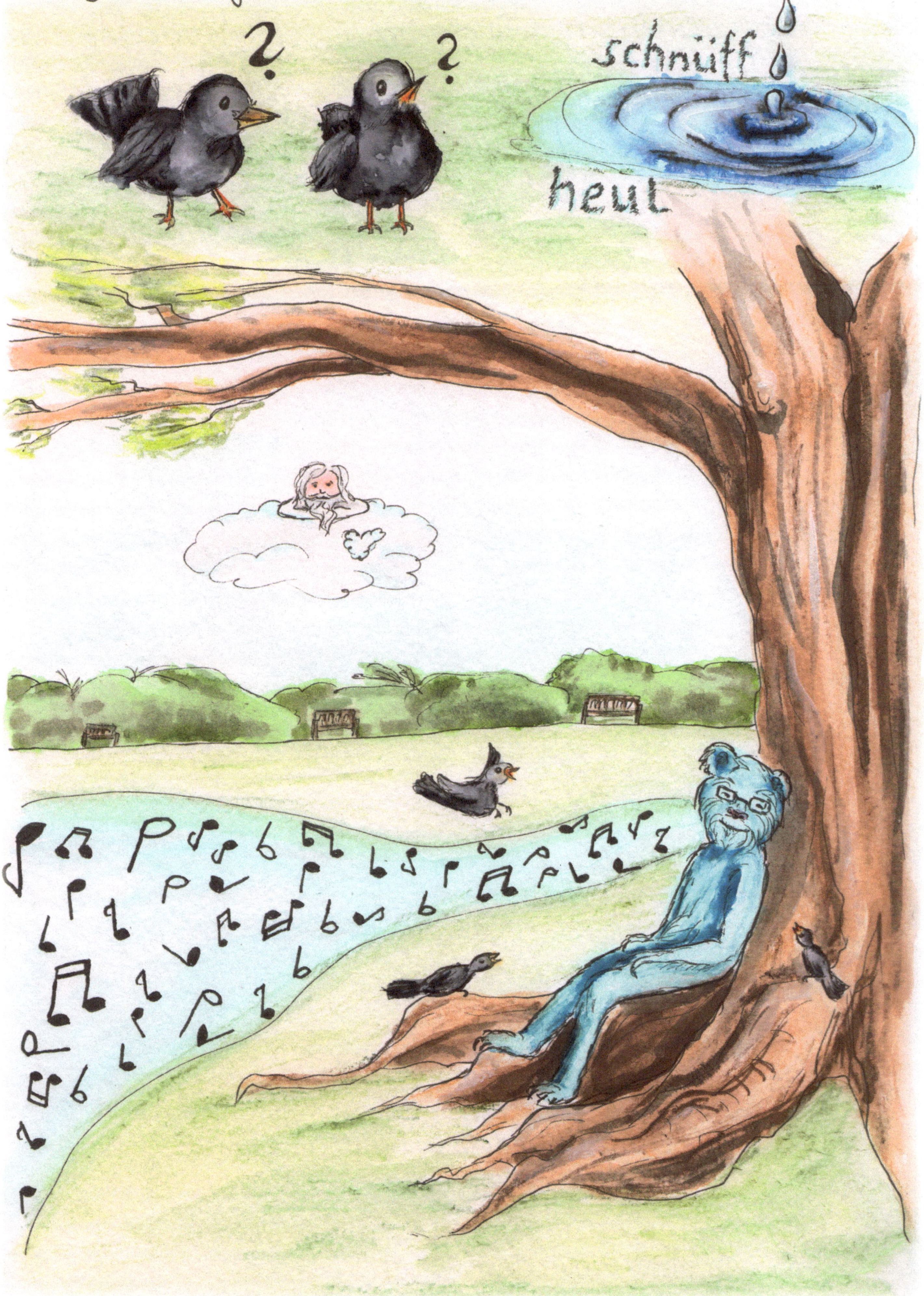

Meine „Rüstung" war endgültig gefallen. Ich fühlte mich schrecklich - und meinen Mitpatientinnen und Mitpatienten so viel näher als jemals zuvor.

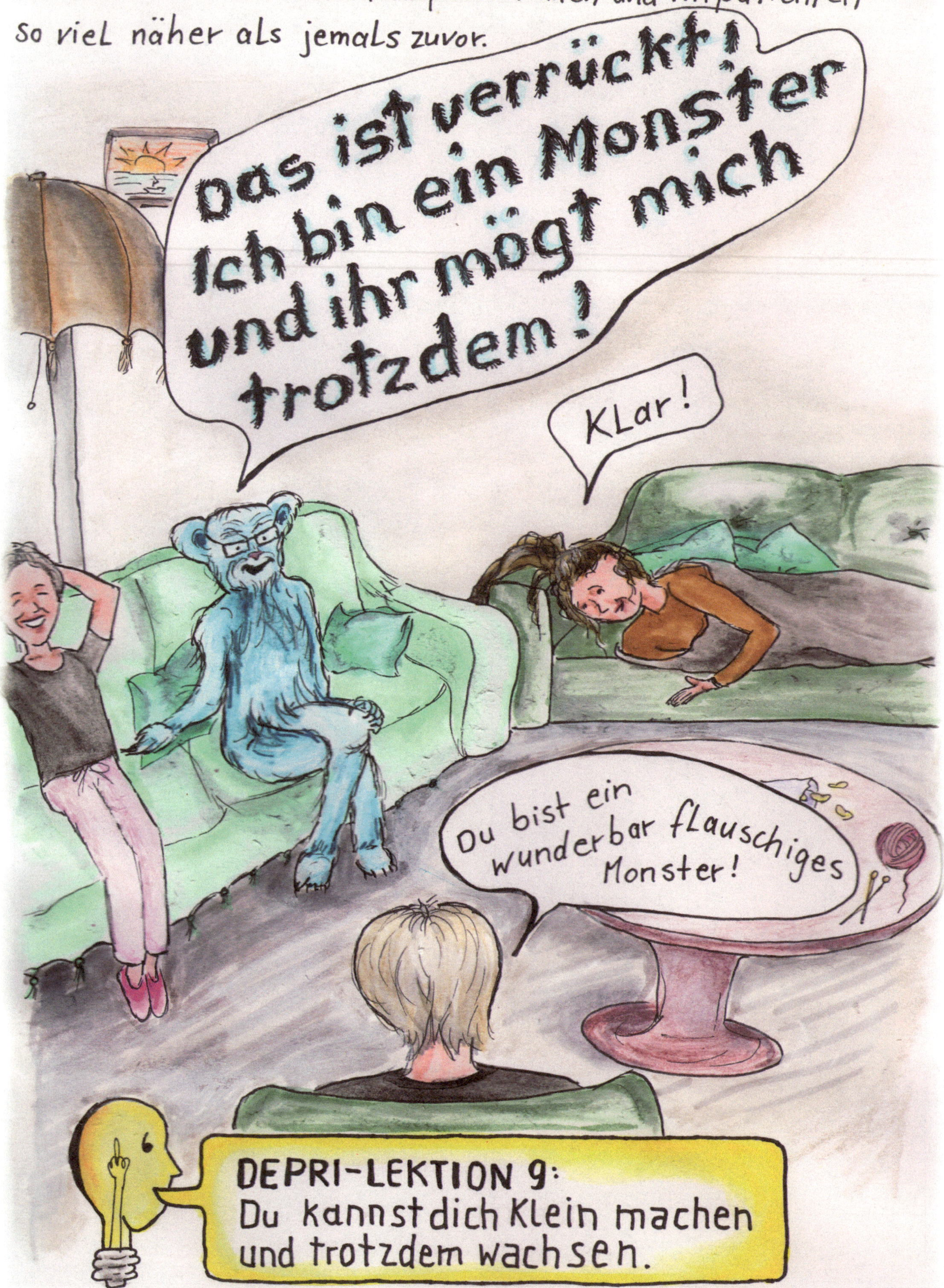
Das ist verrückt! Ich bin ein Monster und ihr mögt mich trotzdem!
Klar!
Du bist ein wunderbar flauschiges Monster!
DEPRI-LEKTION 9:
Du kannst dich klein machen und trotzdem wachsen.

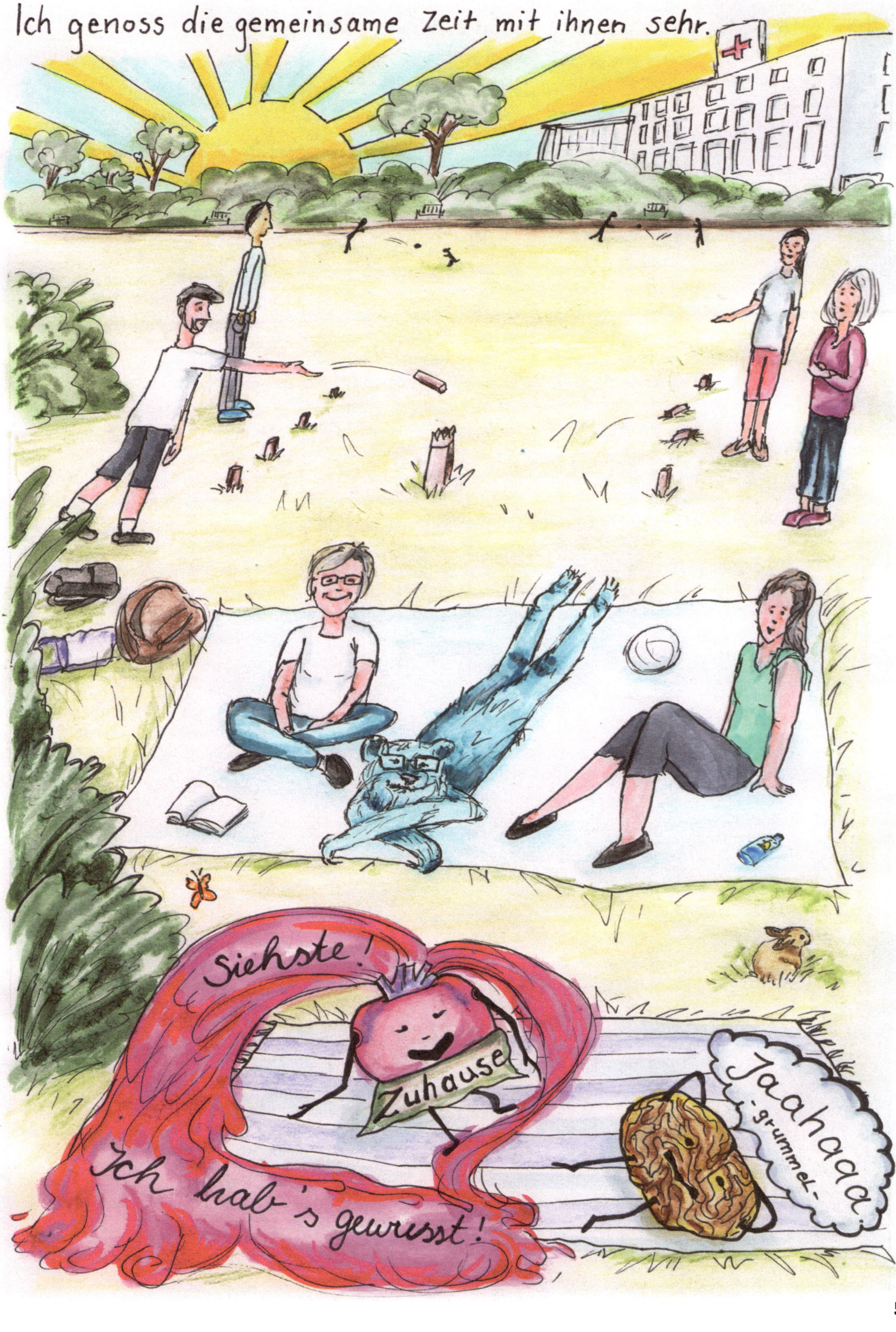
Ich genoss die gemeinsame Zeit mit ihnen sehr.
Siehste!
Zuhause
Ich hab's gewusst!
Jaahaaa.
-grummel-

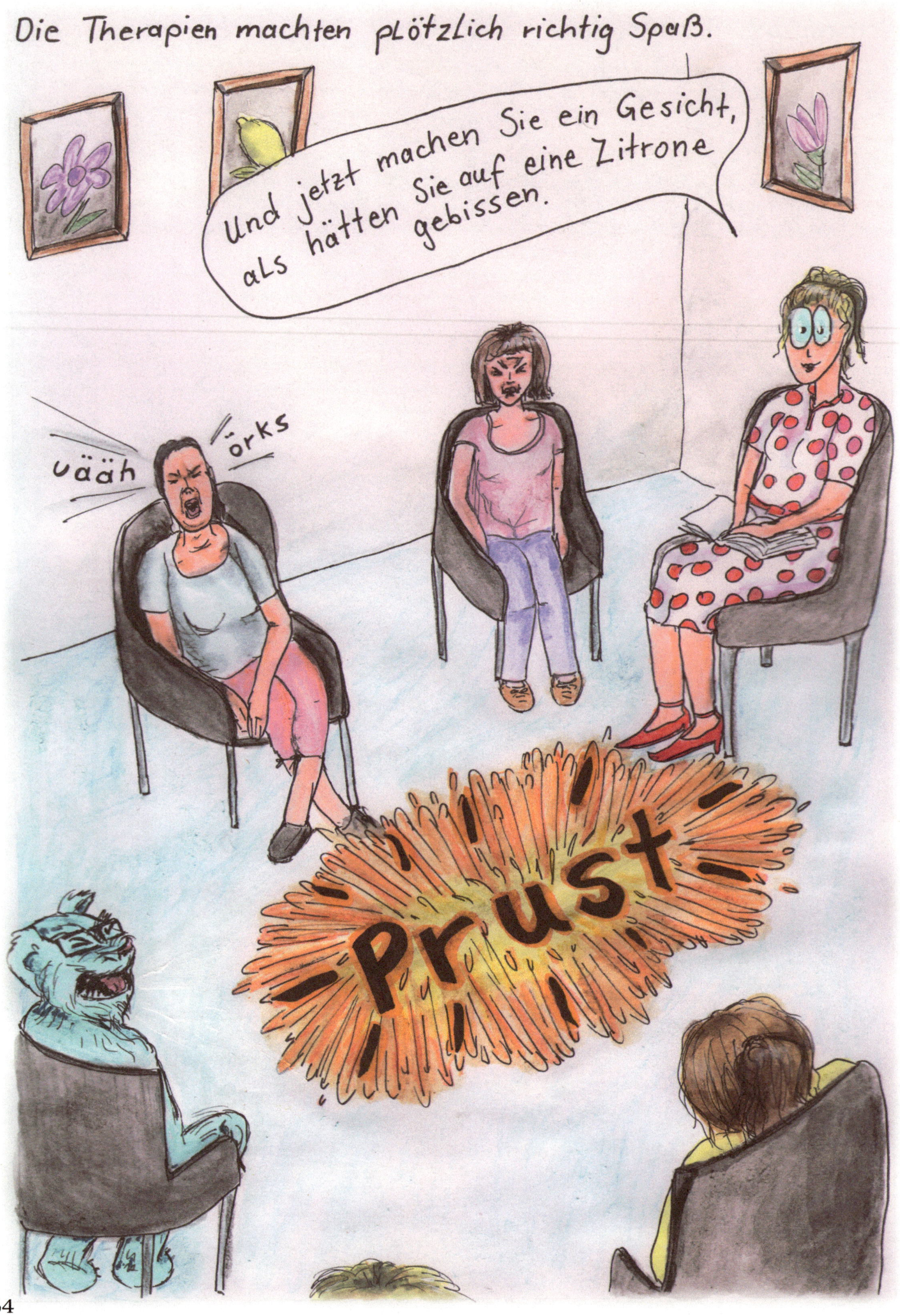
Die Therapien machten plötzlich richtig Spaß.
Und jetzt machen Sie ein Gesicht, als hätten Sie auf eine Zitrone gebissen.
uääh
örks
Prust

Dadurch gesellte sich ein weiterer innerer Anteil dazu.

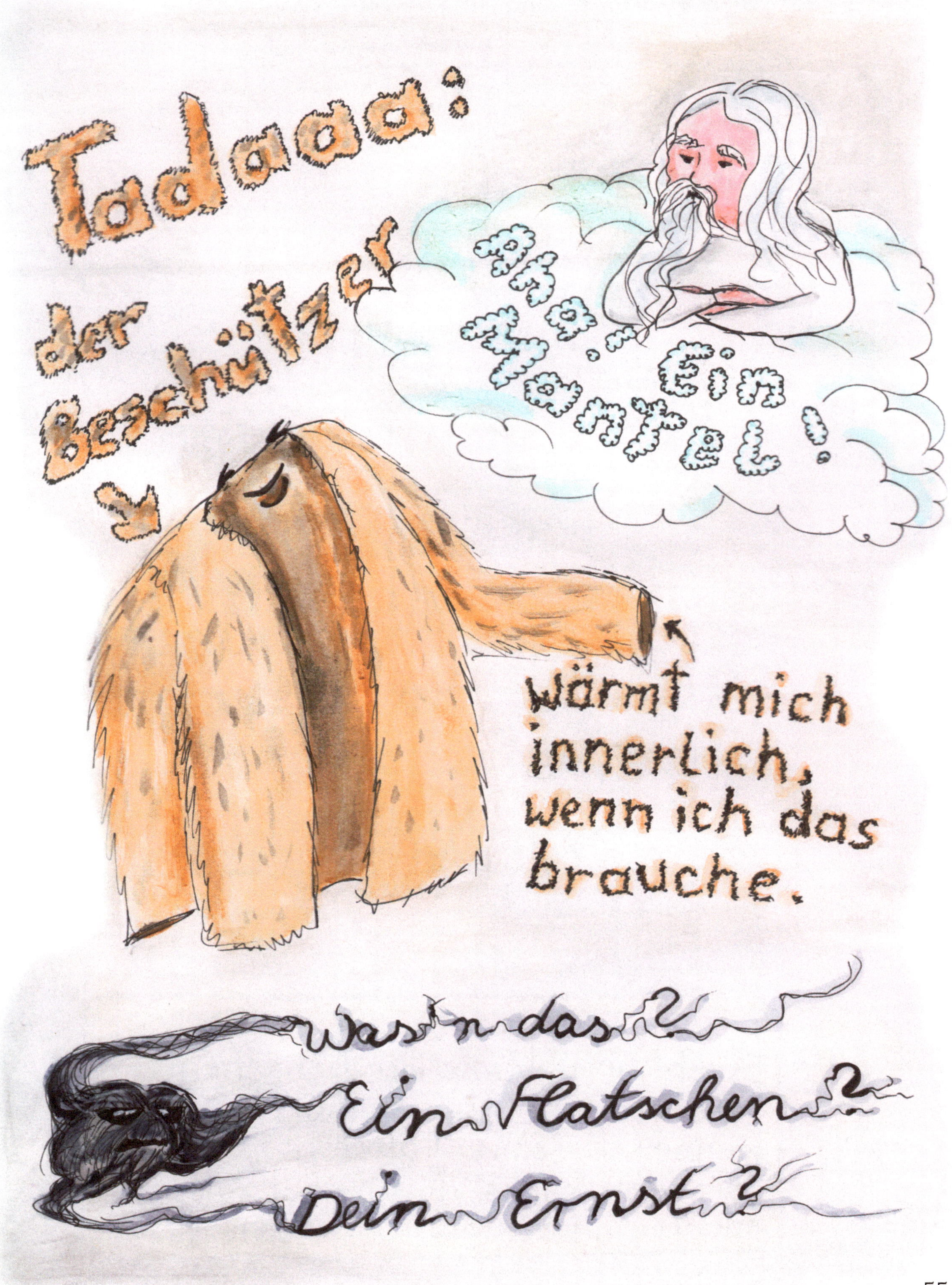
Tadaaa:
der Beschützer
aha... Ein Mantel!
wärmt mich innerlich, wenn ich das brauche.
Was'n das?
Ein Flatschen?
Dein Ernst?

Nach und nach konnte ich meine Gefühle sicherer lesen. Aber das war mühsam und anstrengend.

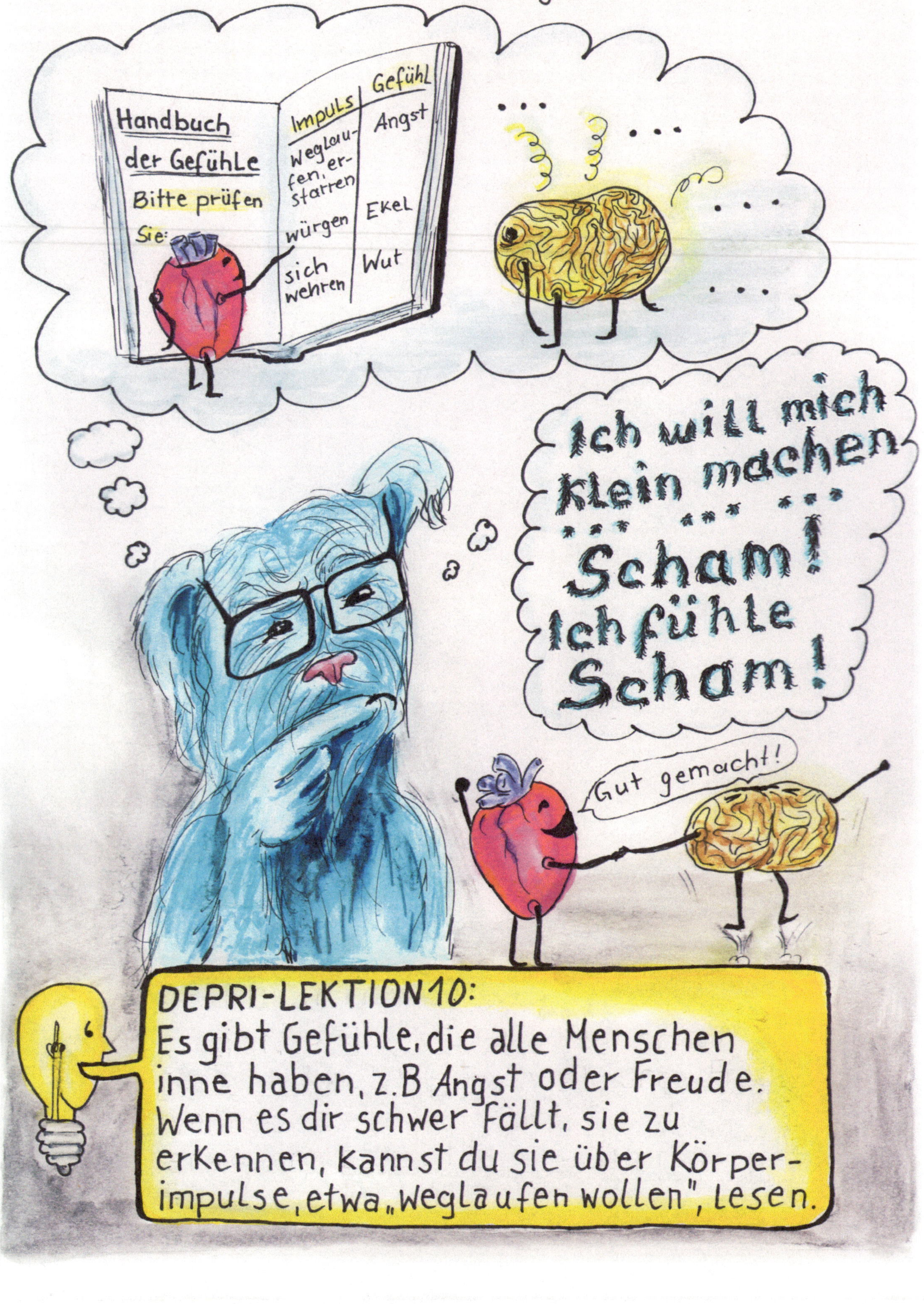

Handbuch der Gefühle
Bitte prüfen Sie:
Impuls | Gefühl
Weglaufen, erstarren | Angst
würgen | Ekel
sich wehren | Wut
... ...
Ich will mich klein machen ... ... Scham! Ich fühle Scham!
Gut gemacht!
DEPRI-LEKTION 10:
Es gibt Gefühle, die alle Menschen inne haben, z.B Angst oder Freude. Wenn es dir schwer fällt, sie zu erkennen, kannst du sie über Körperimpulse, etwa „Weglaufen wollen", lesen.

Zu bemerken, was ich eigentlich fühle, ließ mich erkennen, was ich wirklich will. Ich war überrascht...

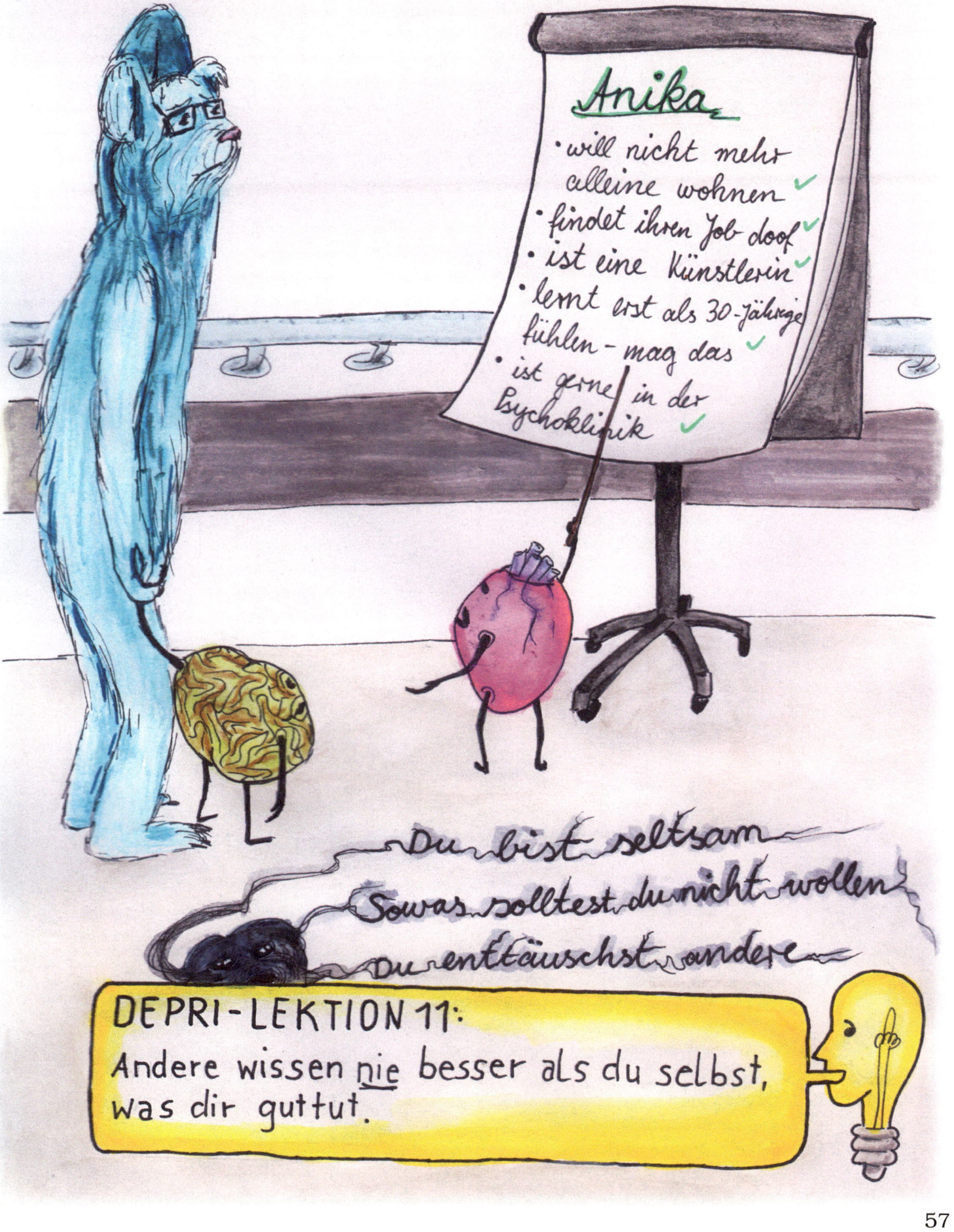

Anika
• will nicht mehr alleine wohnen ✓
• findet ihren Job doof ✓
• ist eine Künstlerin ✓
• lernt erst als 30-Jährige fühlen – mag das ✓
• ist gerne in der Psychoklinik ✓
Du bist seltsam
Sowas solltest du nicht wollen
Du enttäuschst andere
DEPRI-LEKTION 11:
Andere wissen nie besser als du selbst, was dir guttut.

Ich hatte mich mit meinem Leben vor allem an anderen ausgerichtet anstatt an mir selbst. Jetzt passte Vieles einfach nicht zu mir.

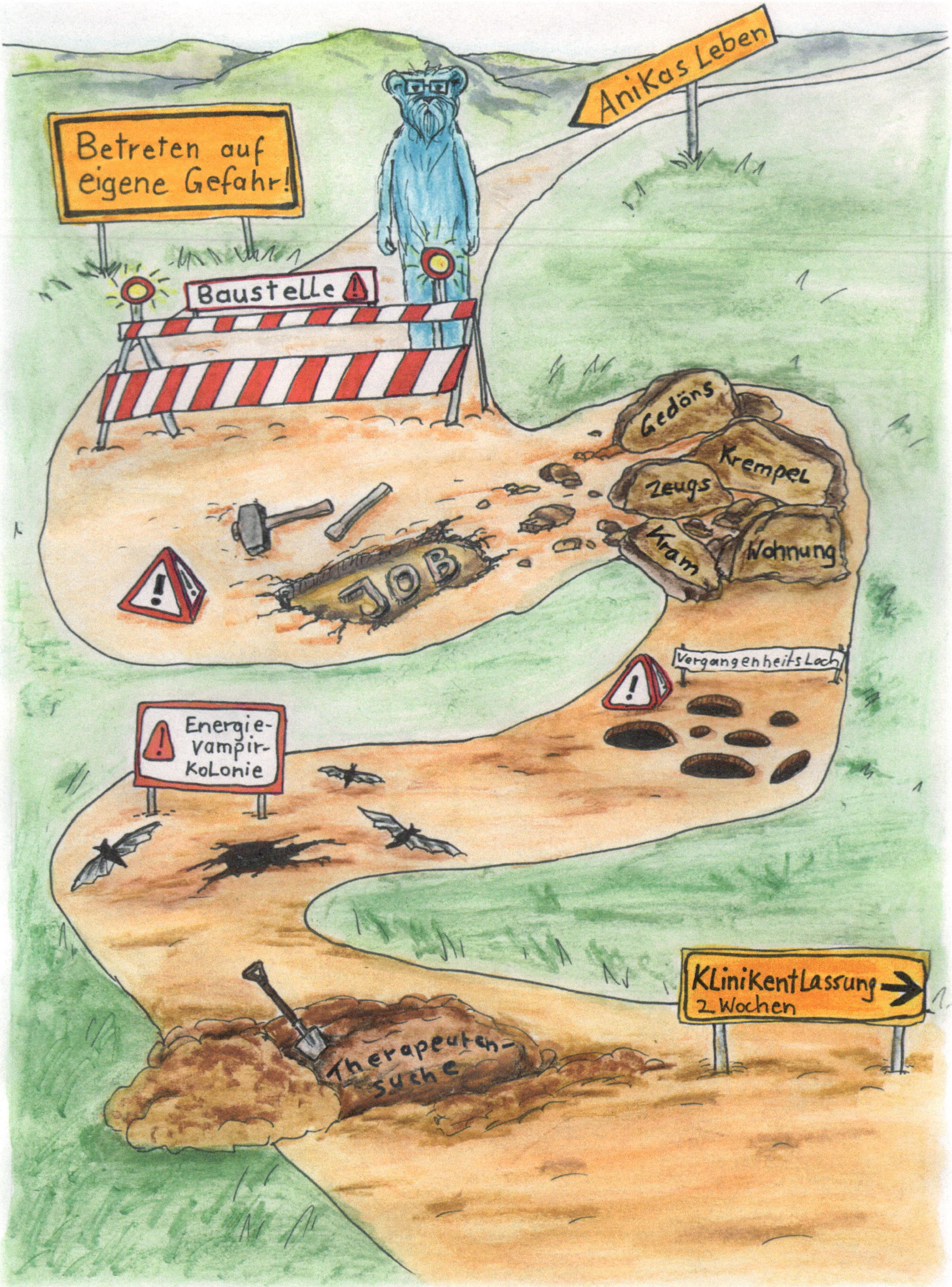

Ich fühlte mich verloren und überfordert. Die Therapeutensuche war schwierig. Die vielen Baustellen machten mir Angst.

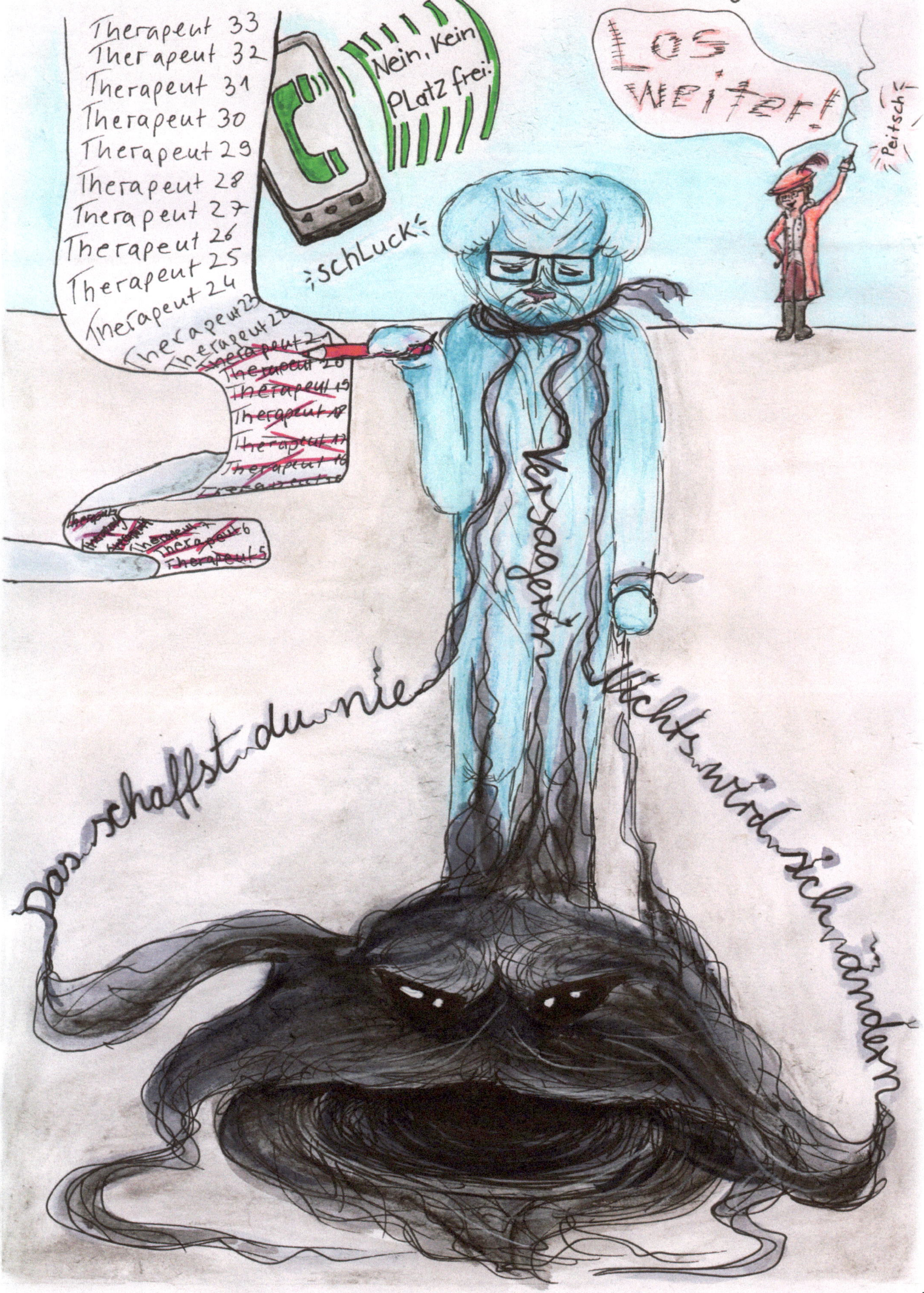

An diesem Punkt ließ ich mich auf Antidepressiva ein. Niemand zwang mich. Ich wollte einfach alles ausprobieren, das mir den Weg erleichtern könnte. Sie halfen tatsächlich!

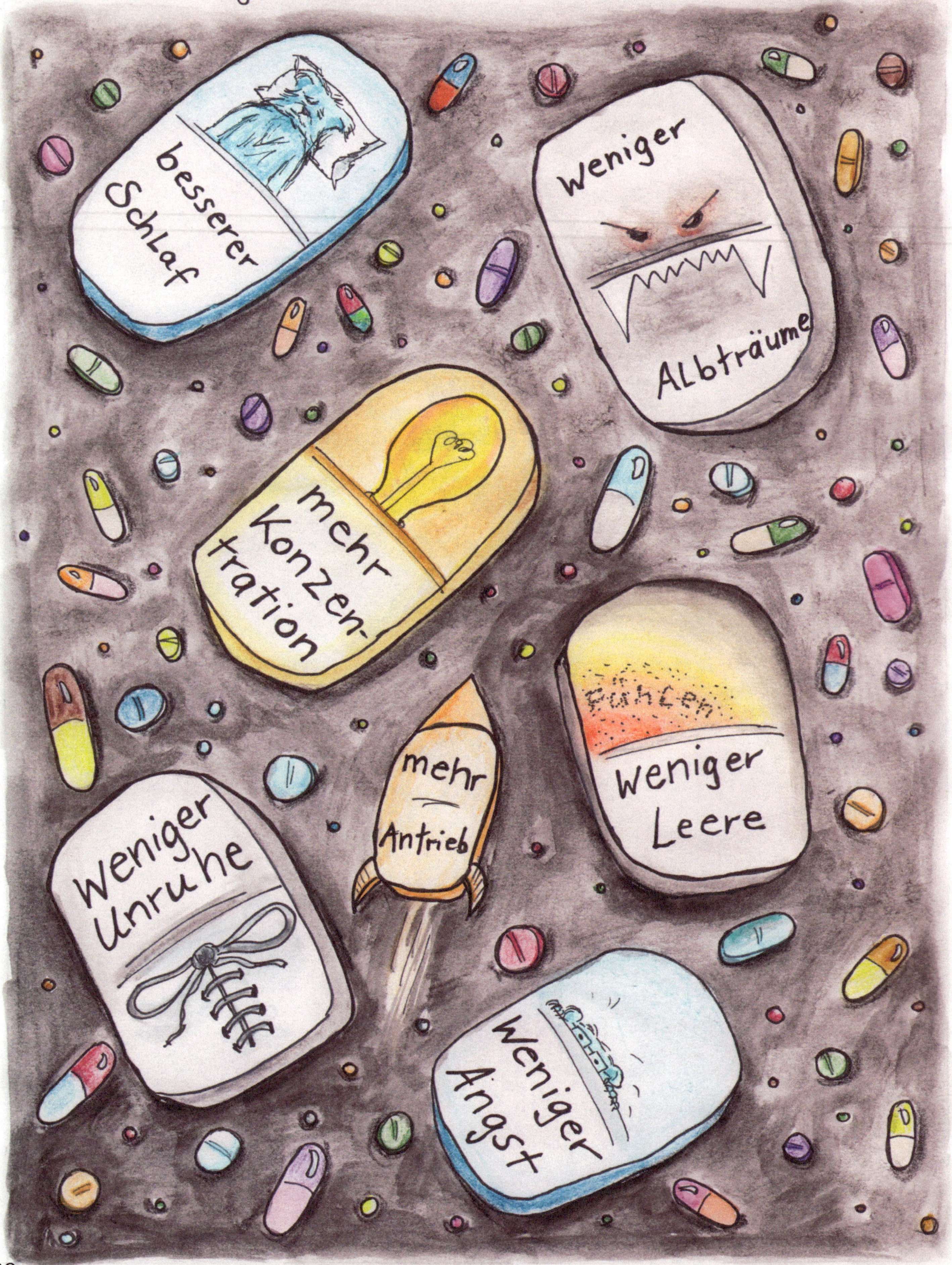
besserer Schlaf
weniger Albträume
mehr Konzentration
Fühlen
weniger Leere
mehr Antrieb
weniger Unruhe
weniger Angst

Nun spürte ich besser, wie es mir ging – und weinte sehr viel.
Ich wollte nicht zurück in die Welt da draußen.

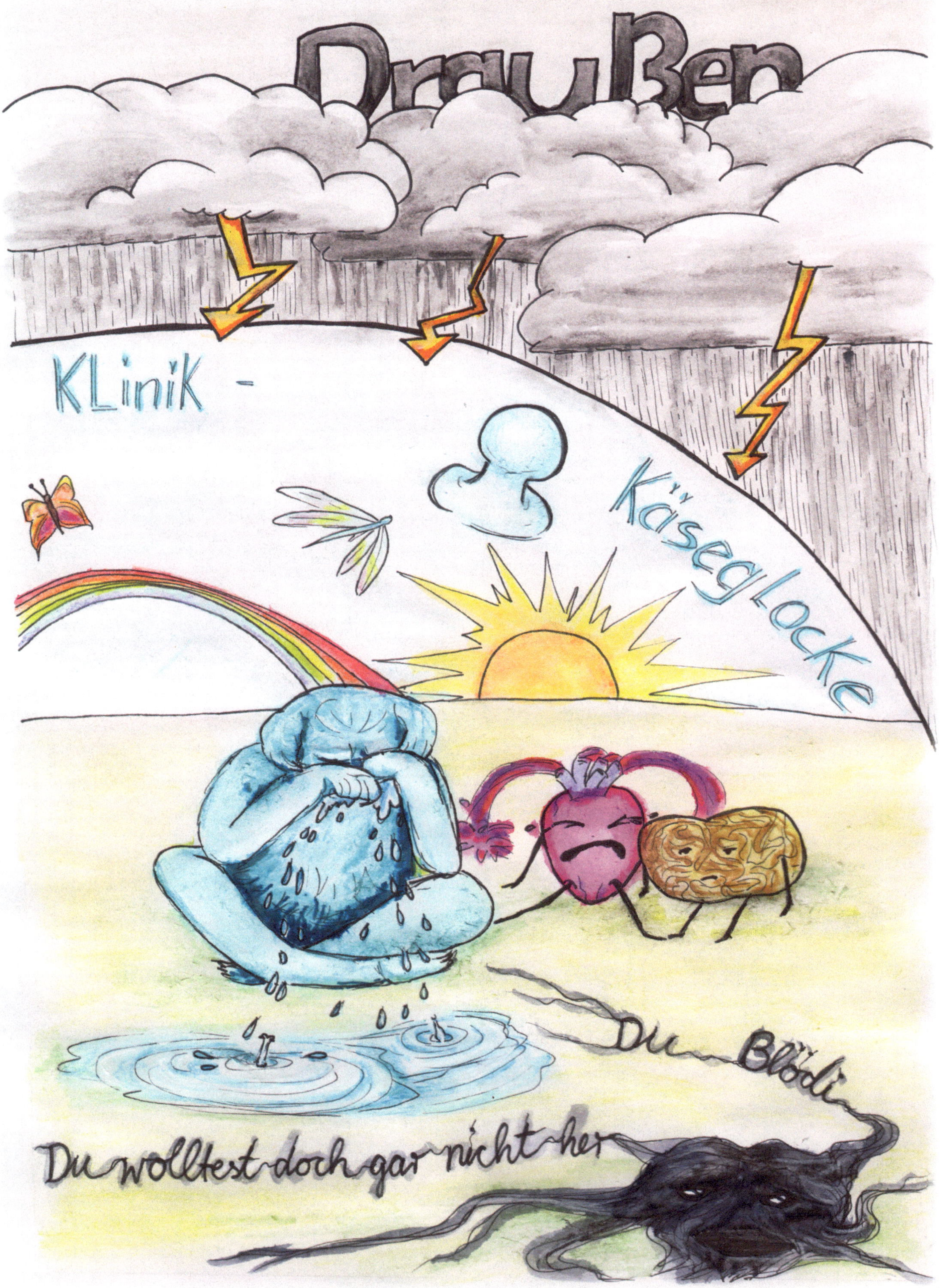
Draußen
Klinik -
Käseglocke
Du Blödi
Du wolltest doch gar nicht her

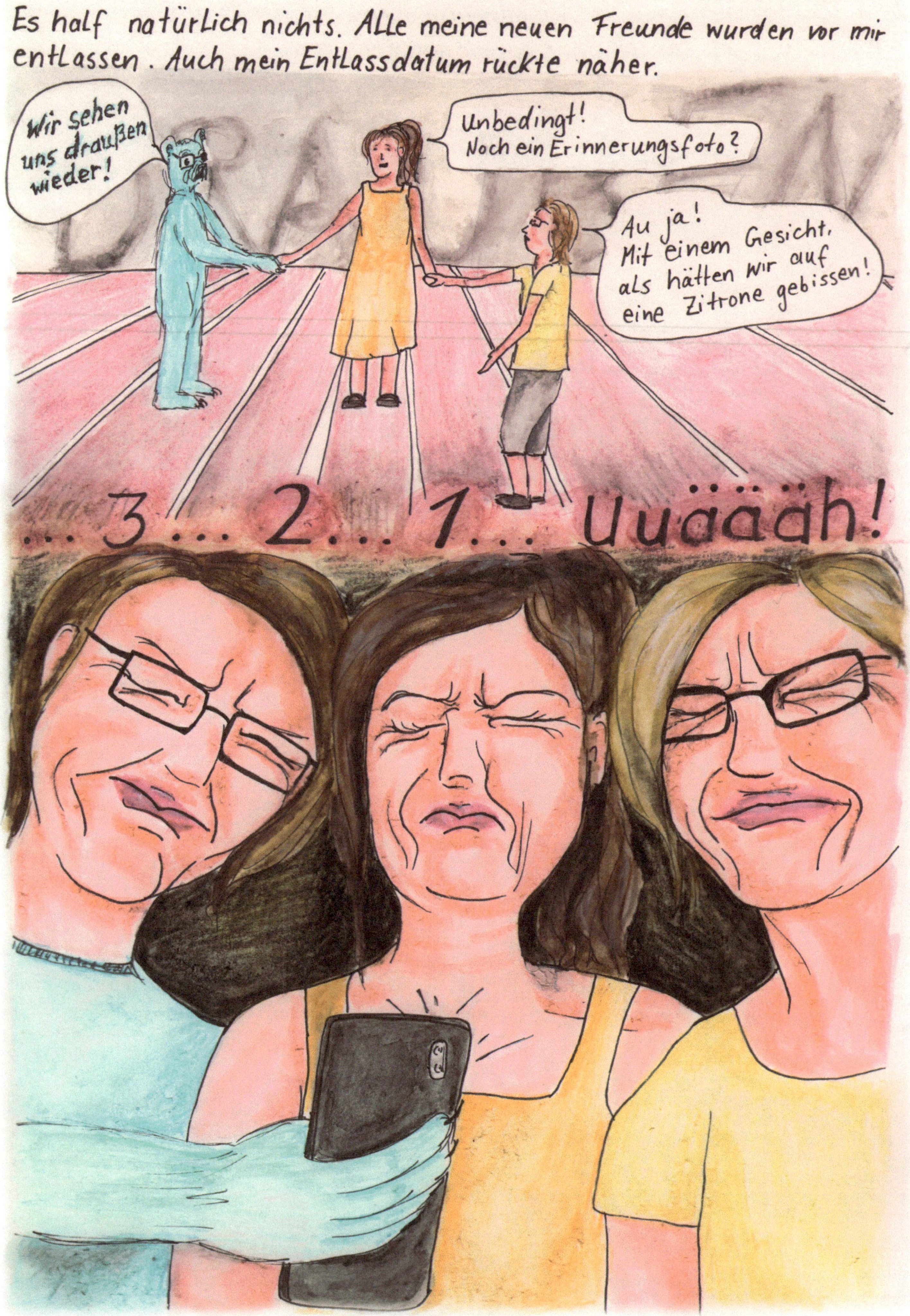
Es half natürlich nichts. Alle meine neuen Freunde wurden vor mir entlassen. Auch mein Entlassdatum rückte näher.
Wir sehen uns draußen wieder!
Unbedingt! Noch ein Erinnerungsfoto?
Au ja! Mit einem Gesicht, als hätten wir auf eine Zitrone gebissen!
... 3 ... 2 ... 1 ... Uuäääh!

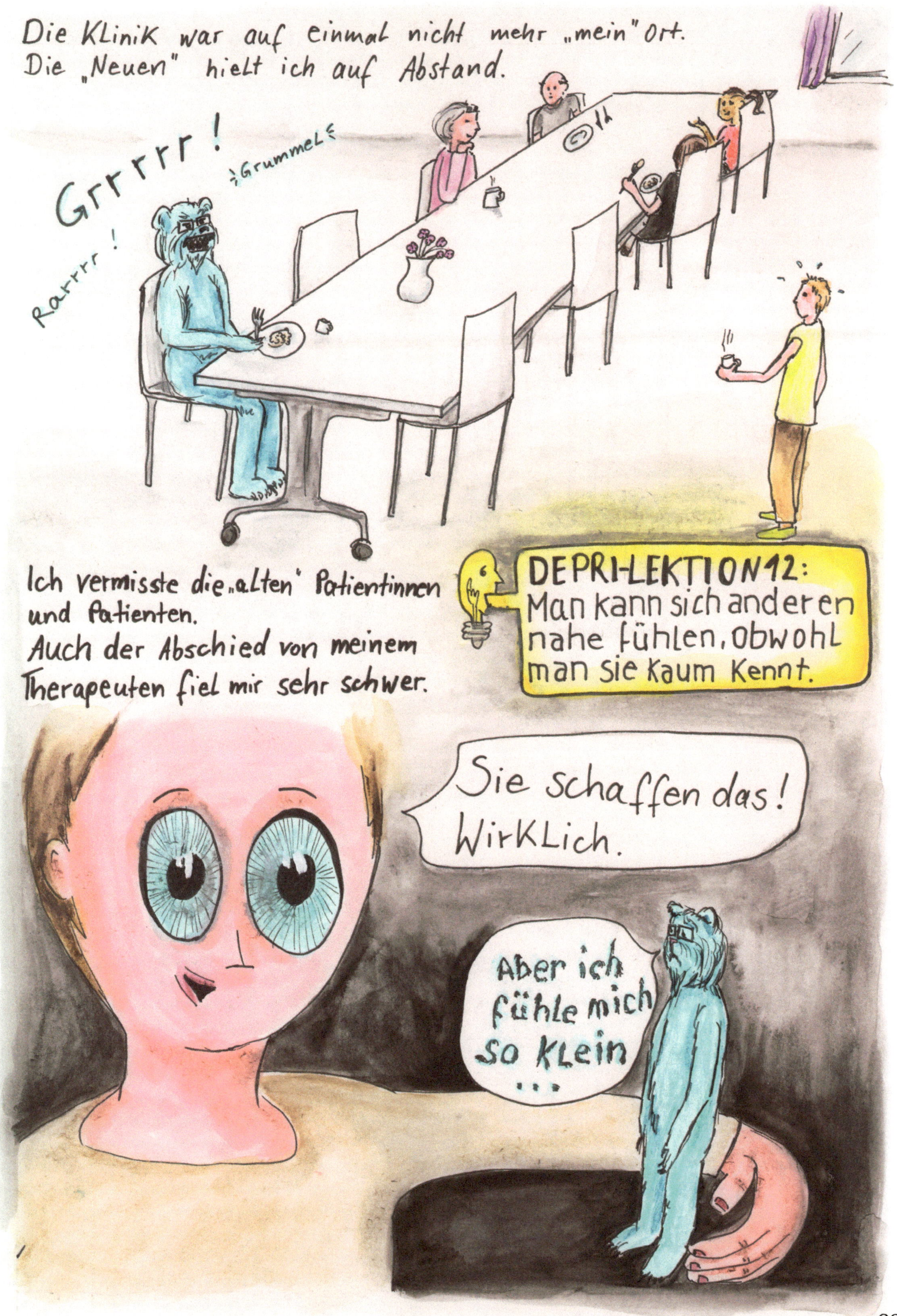
Die Klinik war auf einmal nicht mehr „mein" Ort.
Die „Neuen" hielt ich auf Abstand.
Grrrrr!
Grummel
Rarrrr!
Ich vermisste die „alten" Patientinnen und Patienten.
Auch der Abschied von meinem Therapeuten fiel mir sehr schwer.
DEPRI-LEKTION 12: Man kann sich anderen nahe fühlen, obwohl man sie kaum kennt.
Sie schaffen das! Wirklich.
Aber ich fühle mich so klein ...

Am Tag meiner Entlassung war ich erleichtert, ängstlich - und genauso erschöpft wie am Tag meiner Einweisung.

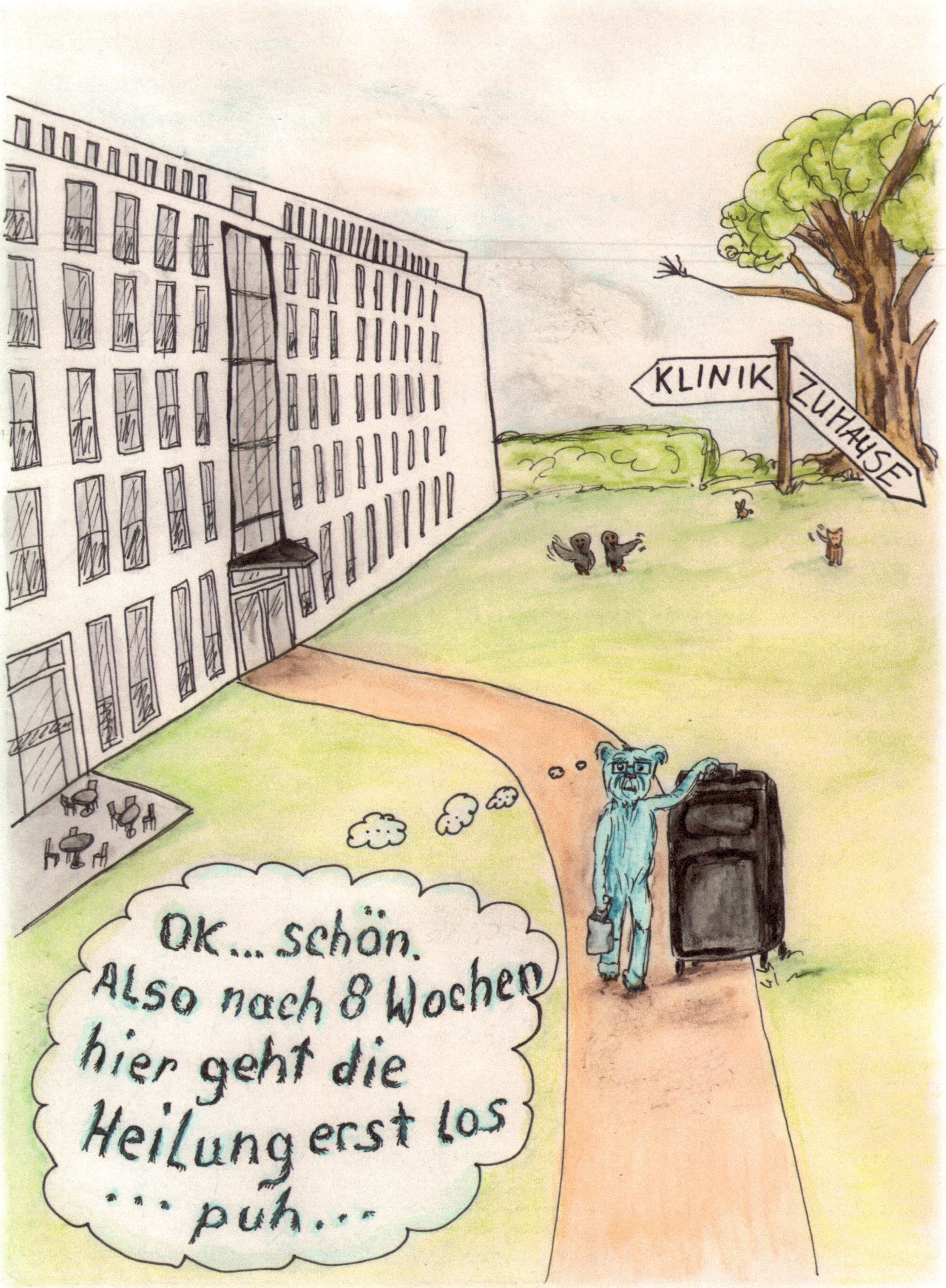
KLINIK
ZUHAUSE
OK... schön.
Also nach 8 Wochen hier geht die Heilung erst los ... puh...

Die nächsten Wochen in Kurzform:

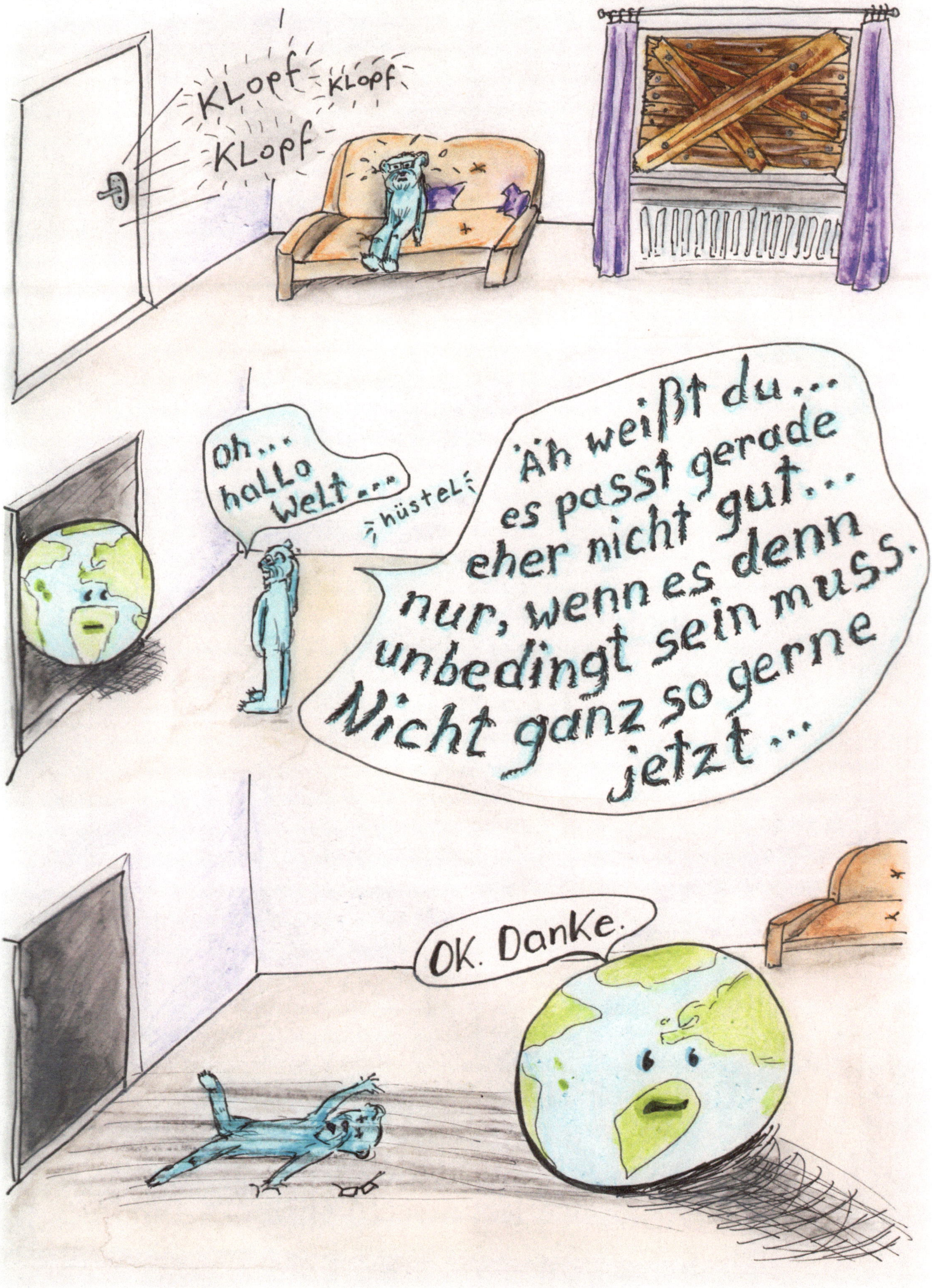
KLOPF KLOPF
KLOPF
Oh... hallo Welt...
hüstel
Äh weißt du... es passt gerade eher nicht gut... nur, wenn es denn unbedingt sein muss. Nicht ganz so gerne jetzt...
OK. Danke.

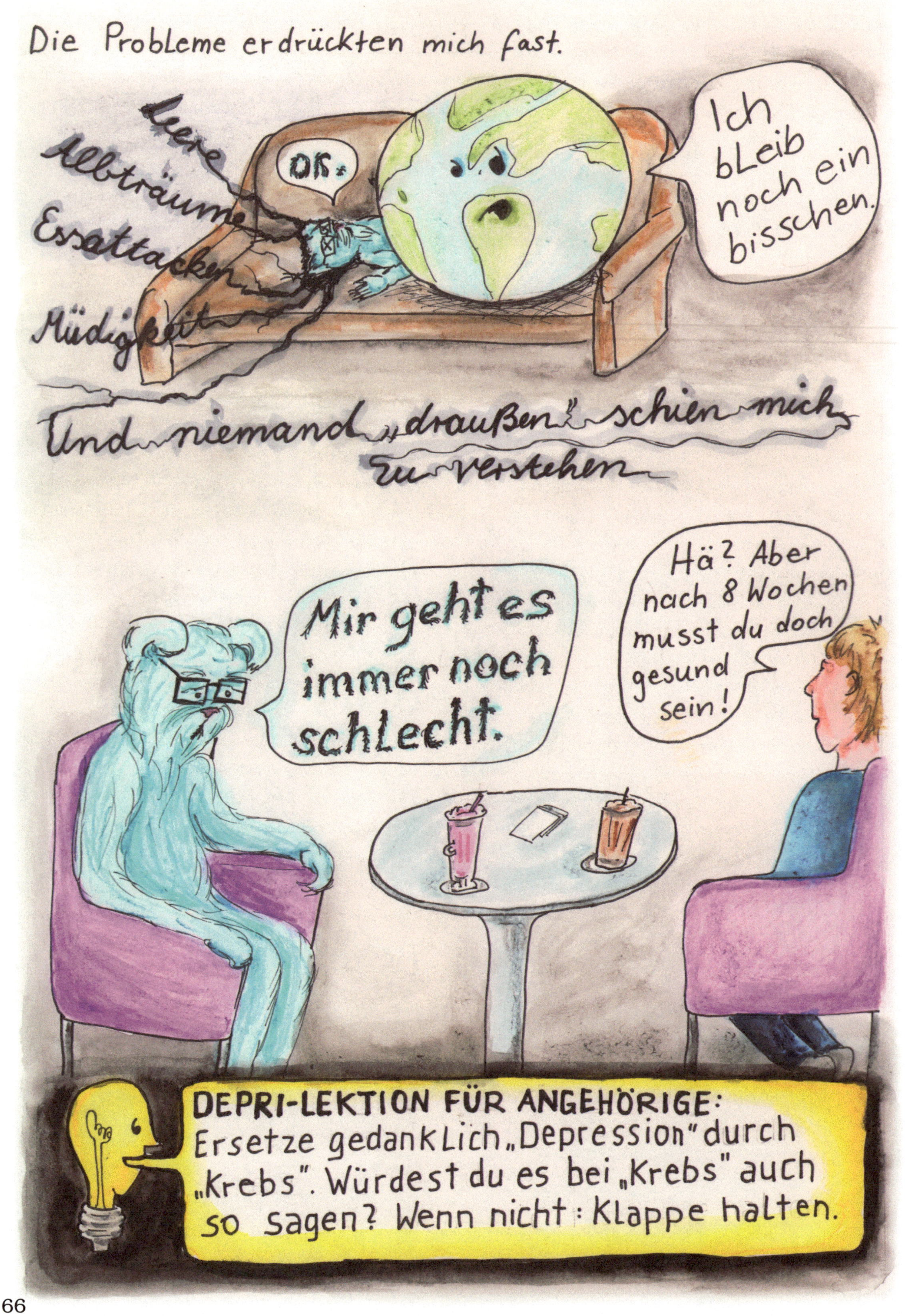
Die Probleme erdrückten mich fast.
Leere
Albträume
Essattacken
Müdigkeit
OK
Ich bleib noch ein bisschen.
Und niemand „draußen" schien mich zu verstehen
Mir geht es immer noch schlecht.
Hä? Aber nach 8 Wochen musst du doch gesund sein!
DEPRI-LEKTION FÜR ANGEHÖRIGE:
Ersetze gedanklich „Depression" durch „Krebs". Würdest du es bei „Krebs" auch so sagen? Wenn nicht: Klappe halten.

So blieb es aber nicht. In den darauffolgenden Monaten lösten sich nach und nach viele Baustellen.

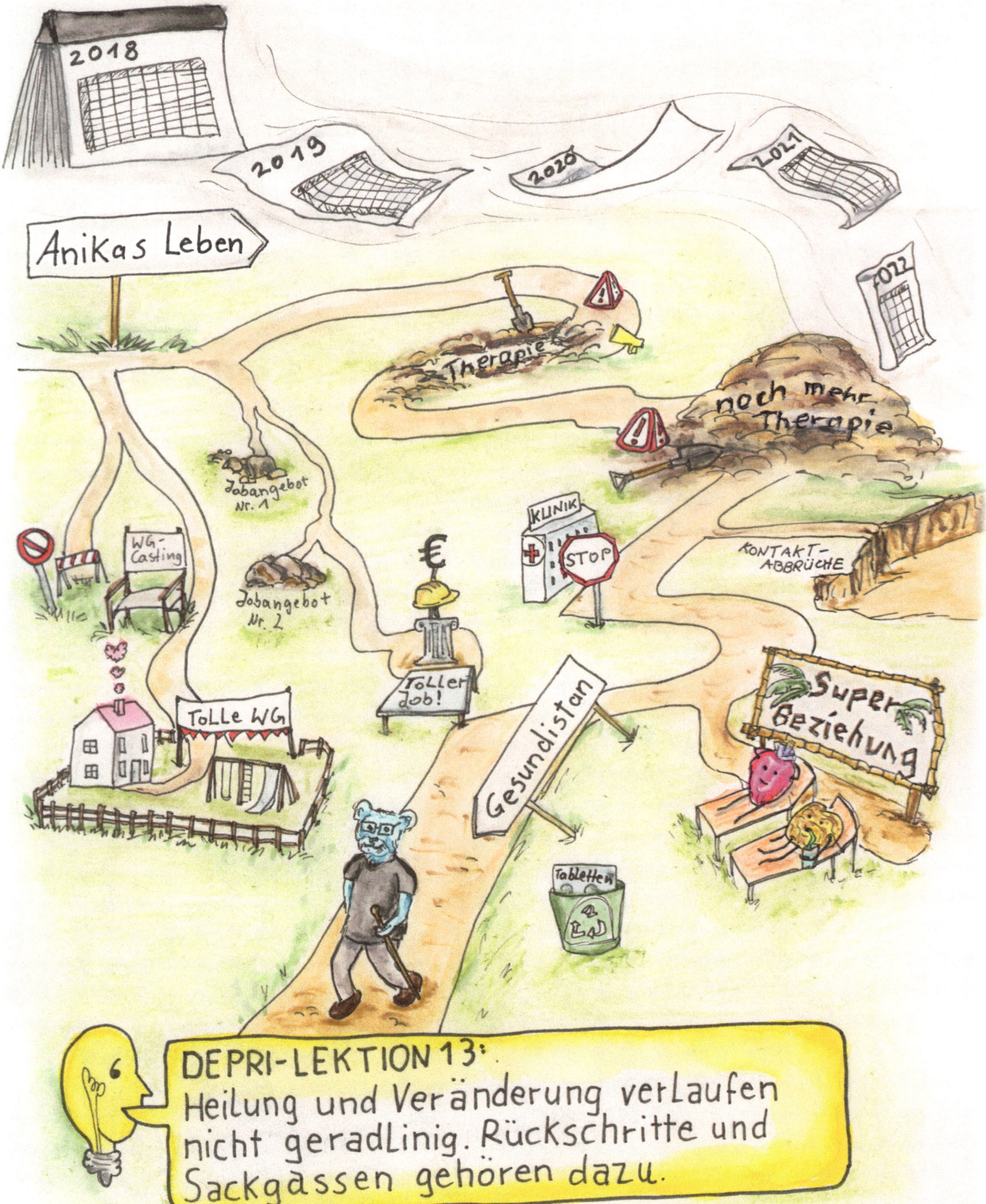

Sie Lösten sich hingegen nicht auf, sondern bleiben bis heute beständig bei mir:

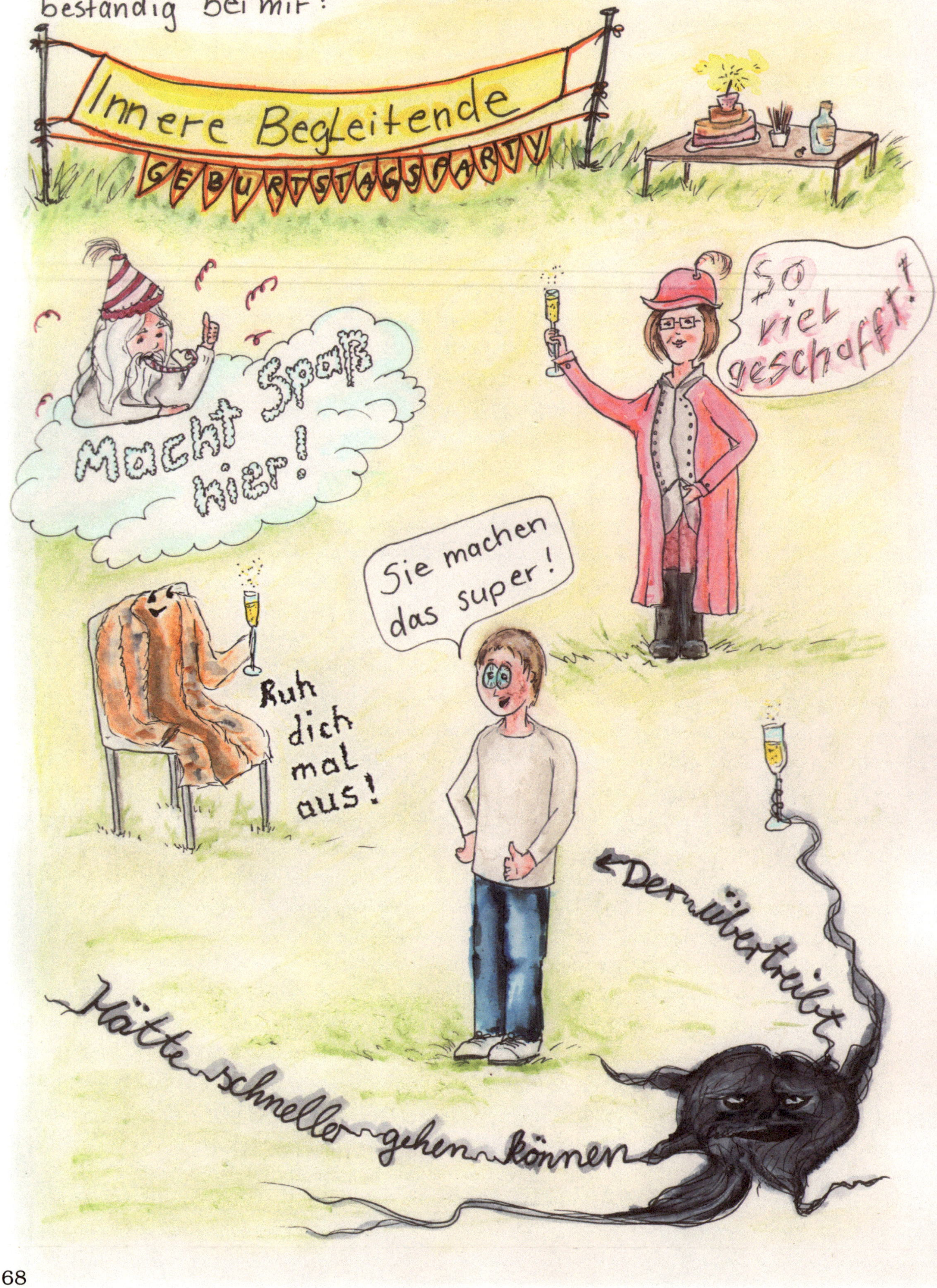
Innere Begleitende
GEBURTSTAGSPARTY
Macht Spaß hier!
So viel geschafft!
Sie machen das super!
Ruh dich mal aus!
Der übertreibt.
Hätte schneller gehen können

Was außerdem blieb:

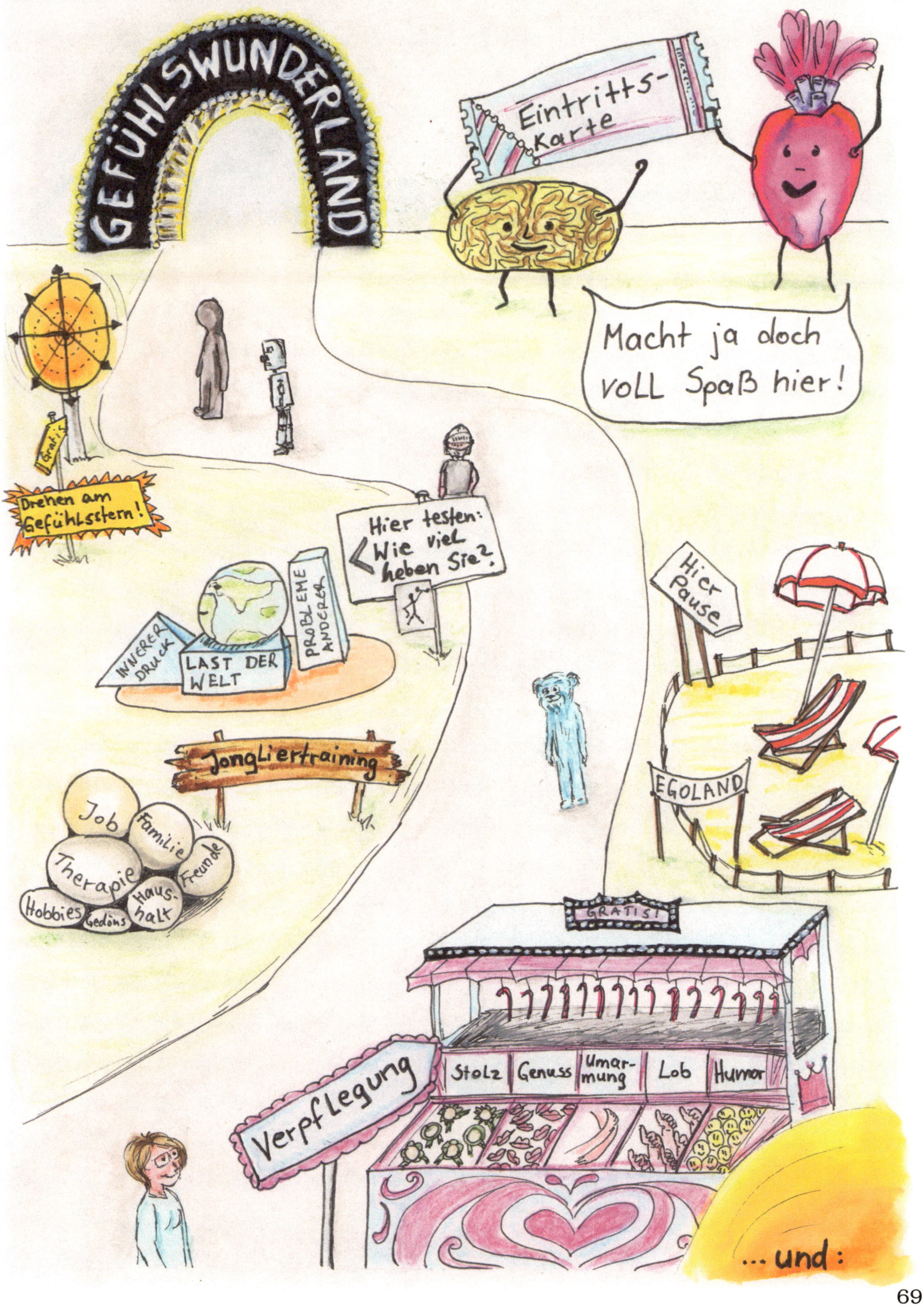

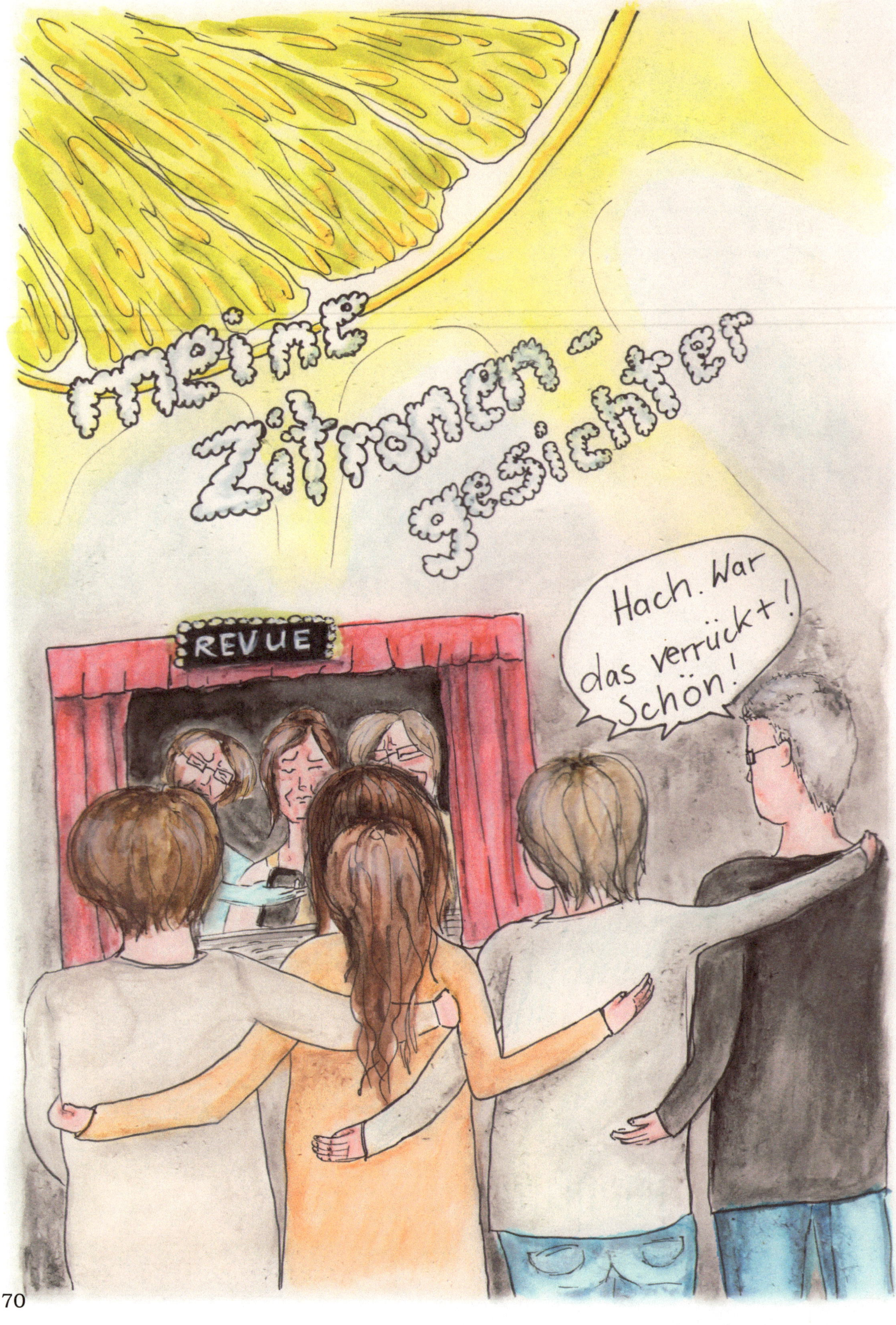
meine Zitronen-gesichter
REVUE
Hach. War das verrückt! Schön!

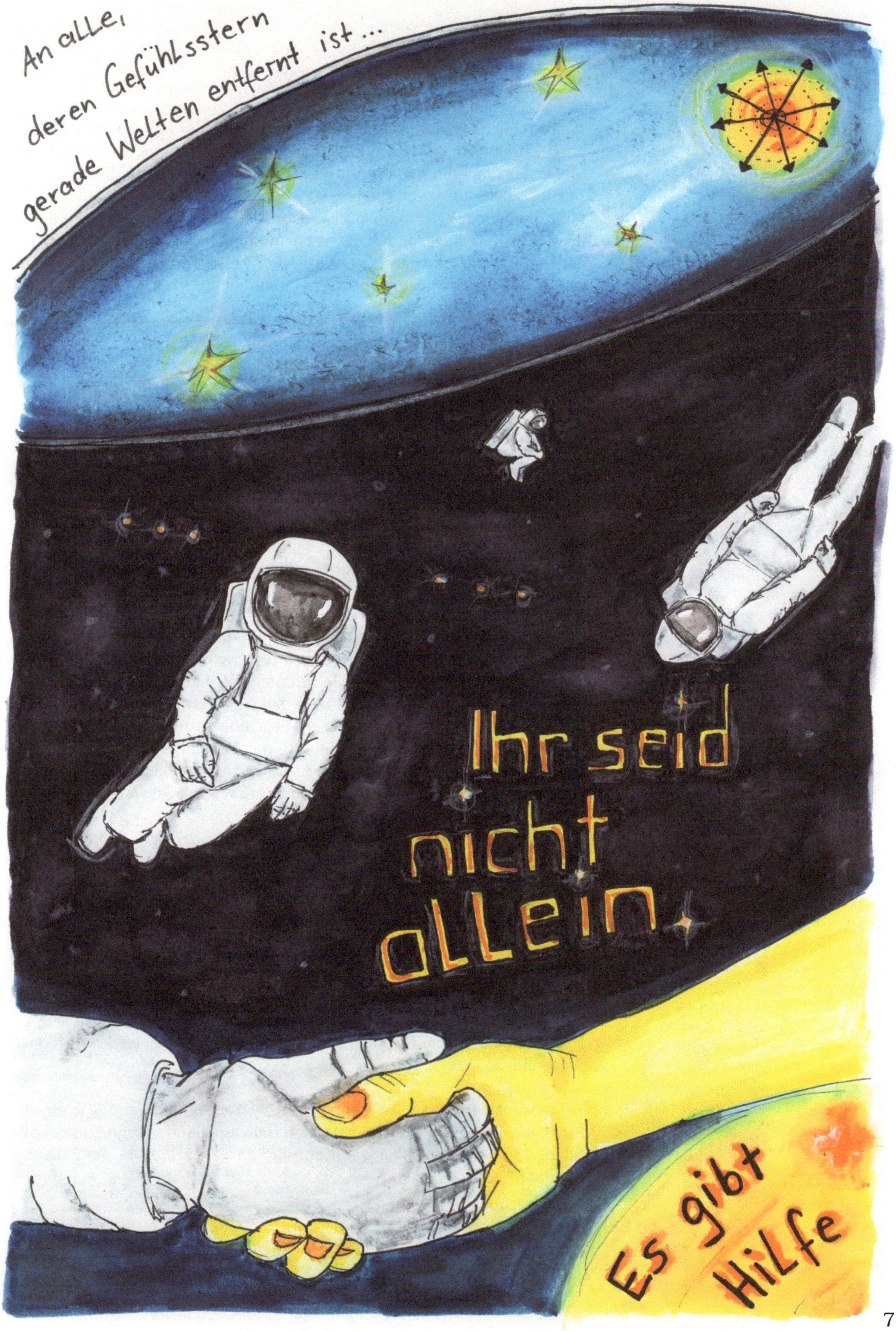
An alle,
deren Gefühlsstern
gerade Welten entfernt ist ...
Ihr seid
nicht
allein
Es gibt
Hilfe

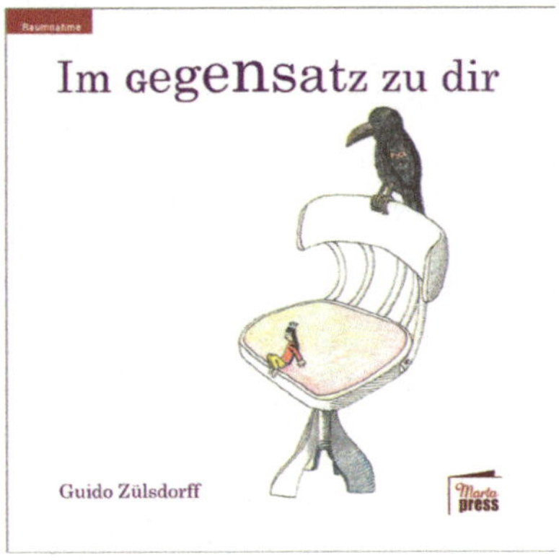

Guido Zülsdorff

Im Gegensatz zu dir

„Seit ich mich erinnern kann, habe ich immer wieder gezeichnet. Tagebuch schreibe ich bis heute und seit einigen Jahren komponiere ich Musik. Meine Zeichnungen sind besonders in „Krisenzeiten“ entstanden. Das Zeichnen half mir zu verarbeiten, was aktuell war oder wehtat. Aber Hintergrund meiner Zeichnungen sind nicht allein meine persönlichen Erlebnisse oder Konflikte, sondern es ist bei mir immer schon ein Mitgefühl mit der Natur vorhanden gewesen. Wir sind untrennbar mit ihr verbunden. Dieses überwinden zu wollen, erscheint mir falsch. Ich nehme die Umweltzerstörung wahr, die eigentlich auch eine Selbstzerstörung, eine Zerstörung der Zukunft unserer Kinder ist. Mich wühlt auf, wie wir uns erdreisten, mit Tieren umzugehen oder wie wir uns erdreisten, mitunser eine umzugehen, das hat mich immer schon traurig gemacht und mich schäumen lassen. Darum gehört für mich der dissonante Ton mit in die Kunst, in den freien Ausdruck.“

Hardcover 21 x 21 cm | 48 Seiten | 20,00 € | ISBN: 978-3-944442-53-2

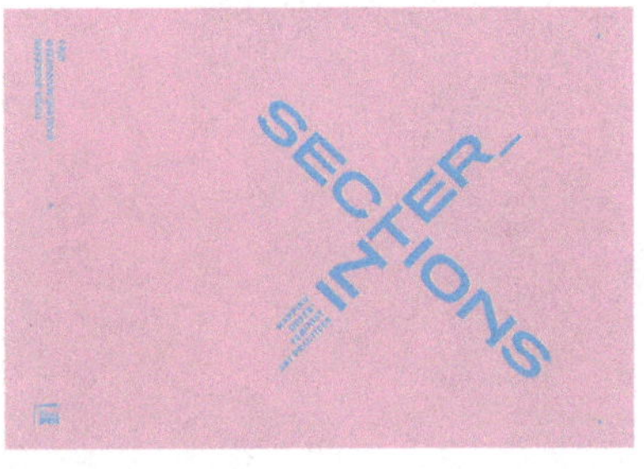

Tonia Andresen, Marlene Mannsfeld (Hg.)

Inter_Sections. mapping queer*feminist art practices

Inter_Sections nähert sich queer-feministischen Kunstpraktiken aus verschiedenen Perspektiven – von der Produktion künstlerischer Werke, die Themen wie Queerness und Geschlecht reflektieren, über kollektives Arbeiten und aktivistische Strategien. Die Beiträge untersuchen, wie Ungleichheiten und Hierarchisierungen zwischen sozialen Kategorisierungen – wie Geschlecht, sexuelle Orientierung, Klasse, (Dis-)Ability und vermeintliche ethnische Zugehörigkeit – zustande kommen und wie sie dekonstruiert und/oder produktiv genutzt werden können. Hierbei werden die Überschneidungen der oftmals als getrennt betrachteten Felder Kunst, Theorie und Aktivismus deutlich. Der Band vereint theoretische Aufsätze, ein Interview sowie experimentelle Essays und liefert vielfältige Anregungen von und für Forscher*innen, Künstler*innen und Aktivist*innen. Mit Beiträgen von Sophie Lembcke, Lorena Juan, Joke Janssen, Wiebke Schwarzhans, Eva Egermann und Lea Susemichel.

120 Seiten | 20,00 € | ISBN: 978-3-944442-81-5

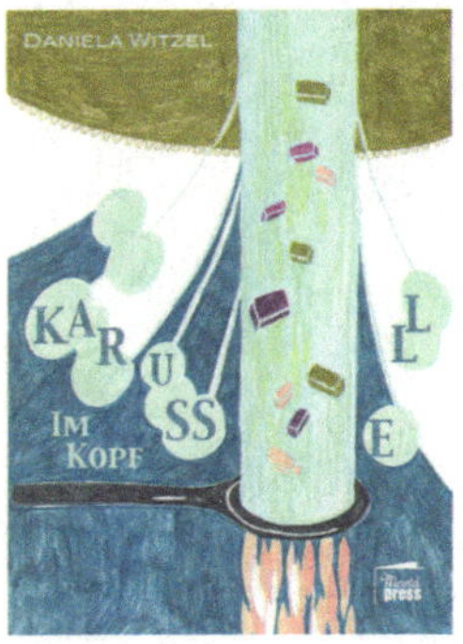

Daniela Witzel

Karussell im Kopf

Daniela Witzel zeichnet zum Thema Sucht: wie es ist, wenn die Abhängigkeit durch Versprechungen entsteht und ein Ausstieg keine leichte Herausforderung ist.

Bernhard Balkenhol: „“Karusell im Kopf“ beschreibt den Einstieg in eine Fahrt, die, immer im Kreis, nicht enden soll - eine Kinder-Sehn-Sucht. Kostenlos und unverbindlich angeboten, wird die Fahrt zur Falle, der Rausch zur Hölle.“

48 Seiten | 16,00 € | ISBN: 978-3-944442-60-0

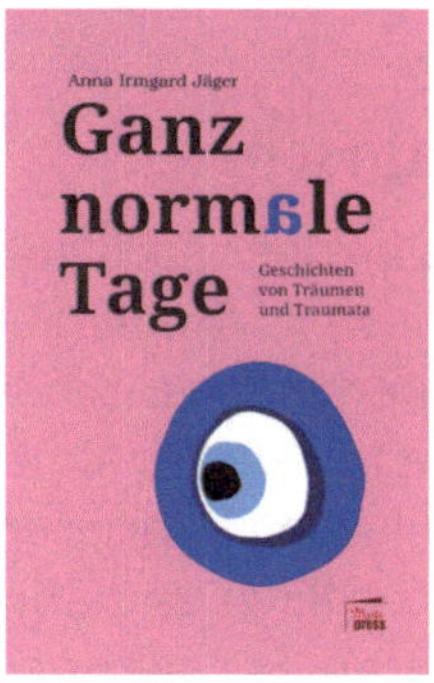

Anna Jäger

Ganz normale Tage.
Geschichten von Träumen und Traumata

In klarer wie poetischer, emotionaler wie analytischer Sprache erzählt Anna Irmgard Jäger über Erika, das Kind verrückter Eltern, das irgendwann selbst verrückt wird. Die Mama schizophren und bipolar, der Papa Alkoholiker. Zwischen Griechenland und Deutschland, Athen und Bremen, ein ständiges Hin und Her. Großwerden im Zigarettenrauch der Eltern; ein Schluck Bier zum Einschlafen, wenn „Lalelu" nicht wirkt. Für Erika bestand ihre besorgniserregende Kindheit aus ganz normalen Tagen. Als junge Frau entwickelt Erika eine Tablettensucht, sie arbeitet tagsüber als Deutschlehrerin und abends als Tabledancerin. Der Fluch ihrer schizophrenen Mutter, ein Kind mit Behinderung zu bekommen, ist Teil von Erikas Heilung. Ein Fluch, der zum Geschenk wurde. Die Autorin glaubt, dass jede Seele ein Anliegen hat. Ihres ist das Teilen von Geschichten: Es gibt einen Weg raus aus dem Dunklen, zu einem Leben, das weiterhin lebenswert ist.

240 Seiten. | 18,00 € | ISBN: 978-3-968370-21-7

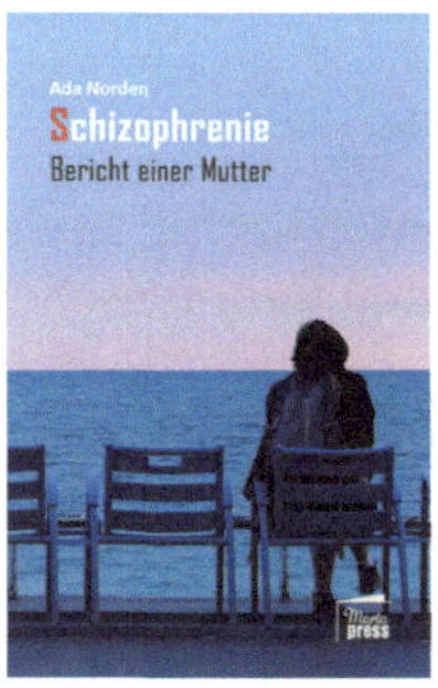

Ada Norden

Schizophrenie:
Bericht einer Mutter

„Mein Wunsch, dass mein Sohn nach einem ersten monatelangen Aufenthalt in der Klinik endlich wieder nach Hause kommt, wurde erfüllt. Aber er wurde nicht gesund und mein Leben nie wieder wie vorher. Vieles in meinem Leben ist durch die Krankheit meines Sohnes anders als ich es mir gewünscht und geplant hatte. Aber ich habe diese Herausforderung angenommen."

Bei Ada Nordens Sohn Jens wird mit 17 Jahren Schizophrenie diagnostiziert. Seit 20 Jahren begleitet sie ihn nun schon durch schwere und gute Zeiten: Zwangseinweisungen, gesetzliche Betreuung, Ausbildungsabbrüche, Strafanzeigen, Verwahrlosung und Wohnungsverlust gehörten dazu, aber auch Behandlungserfolge und Bewältigungsstrategien. Ada Norden bietet mit ihrem Erfahrungsbericht, den Erklärungen und aktuellen Adressen und Rufnummern eine Hilfestellung für Angehörige und sich sorgende Menschen, die oftmals verzweifelt auf der Suche nach Informationen und Unterstützung sind.

Ada Norden, geboren 1960, ist in einem medizinischen Beruf tätig und engagiert sich als Beraterin im Angehörigenverband psychisch erkrankter Menschen.

144 Seiten. | 12,00 € | ISBN: 978-3-968370-26-2

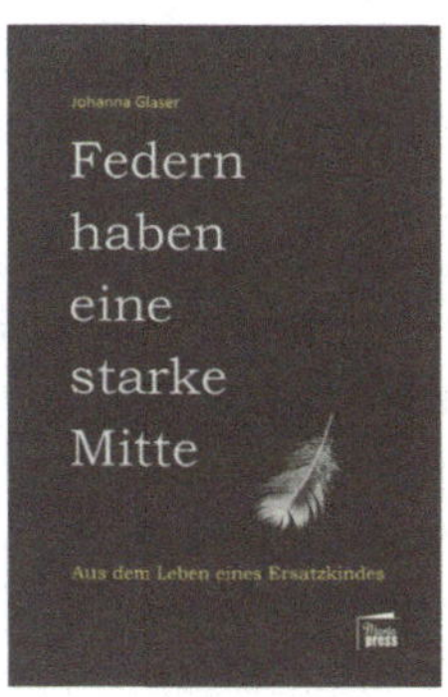

Johanna Glaser

Federn haben eine starke Mitte.
Aus dem Leben eines Ersatzkindes

Die Autorin Johanna Glaser ist 1964 geboren, drei Jahre, nachdem ihr fünfjähriger Bruder Johann tödlich verunglückt war. Zitat ihrer Mutter: „Ich hatte vier Kinder und ich wollte auch wieder vier." Johanna wurde so zu einem „Ersatzkind". Ersatzkinder sind Kinder, die (bewusst oder unbewusst) gezeugt oder adoptiert werden, um verstorbene Geschwisterkinder zu ersetzen und somit eine Lücke in der Familie zu füllen. Dass dies mitunter zu einem belastenden Erbe führt, oft noch ein blinder Fleck in Therapien ist und wie ihr eigener innerer Heilungsweg aussah, zeigt Johanna Glaser in diesem autobiografischen Buch auf. Viele ebenfalls Betroffene dieser Thematik werden sich in Johanna Glasers Empfindungen und Erkenntnissen wiederfinden

72 Seiten. | 12,00 € | ISBN: 978-3-968370-15-6

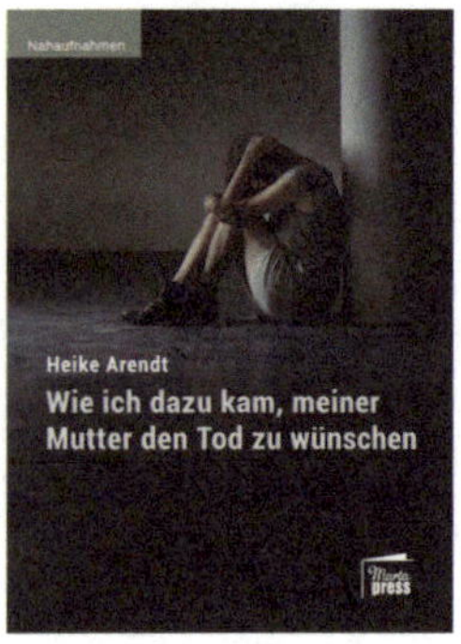

Heike Arendt

Wie ich dazu kam, meiner Mutter den Tod zu wünschen

Heike Arendt schildert das Schicksal eines Mädchens, welches in einer nach außen hin völlig normalen Familie aufwächst. Mutter und Vater sind jeweils Akademiker*in. Die Mutter leitet eine erfolgreiche Kanzlei. Dass der Vater von russischen Spionen verfolgt wird und die Mutter nicht weiß, wie man eine Mutter ist, ahnt niemand. Vergeblich versucht das Mädchen, die Außenwelt auf seine familiären Missstände aufmerksam zu machen. Mit Intellekt und Resilienz gelingt es dem Mädchen, den Mangel an Liebe und Zuwendung zu kompensieren. Erst als es sich traut, seine wahren Gefühle zuzulassen und ernst zu nehmen, fängt es an, sein eigenes Leben zu leben.
Das Buch beschreibt, wie subtil psychische Gewalt sein kann, warum diese für Außenstehende oft un- bemerkt bleibt und wie schwer es ist, diese Traumata aufzuarbeiten.

192 Seiten. | 20,00 € | ISBN: 978-3-944442-49-5

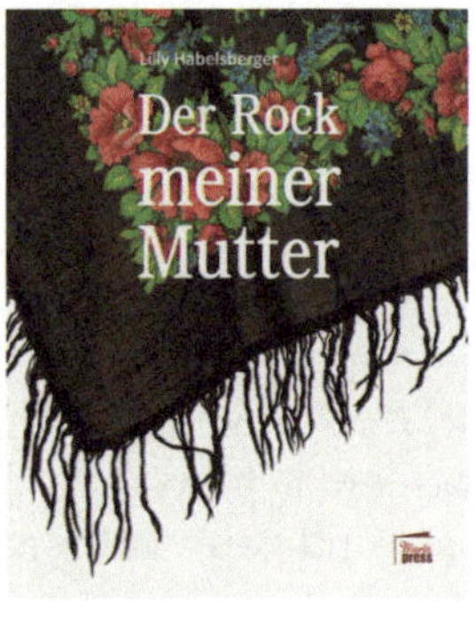

Lilly Habelsberger

Der Rock meiner Mutter

„Die ganze Welt ist meine Mutter! Wenn sie stirbt, dann sterbe ich auch!" So dachte ich immer als Kind. Diese Welt meiner Mutter bestand aus den traumatischen Erlebnissen in verschiedenen Konzentrationslagern und der archaischen Welt der Sinti, in die sie hineingeboren wurde. In diesem Rahmen war ein gesundes Hineinwachsen in eine eigene Individualität nicht erlaubt. Die Sitten und Gebräuche dieser Volksgruppe ließen dies nicht zu. Das war auch ein Trauma. Ein „Entwicklungstrauma". Daher musste ich mich als Kind meiner Phantasie bedienen, um diesen Wahnsinn zu überleben. Ich klammerte mich an den „Rock" meiner Mutter und ließ ihn lange nicht los. Dieser „Rock" war mein Sternenzelt, mein vertrauter Ort, meine Rettung! Meine Geschichte bringe ich nun in einem Gedicht an meine Mutter zum Ausdruck

132 Seiten. | 22,00 € | ISBN: 978-3-968370-07-1

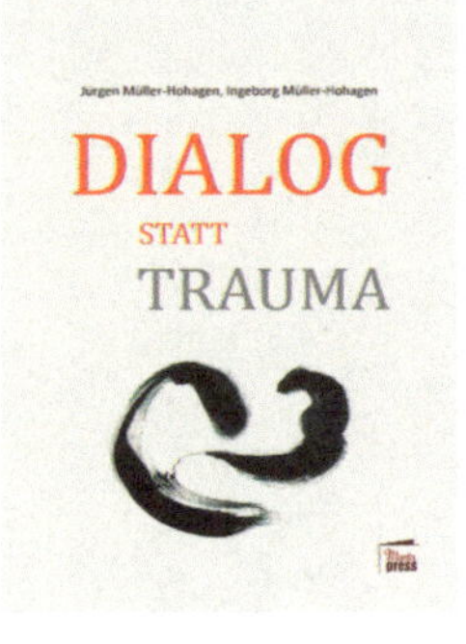

Jürgen Müller-Hohagen, Ingeborg Müller-Hohagen (Hg.)

Dialog statt Trauma

Über Traumata gibt es heute viel mehr Wissen als noch vor wenigen Jahrzehnten. Einerseits entsteht dabei manchmal der Eindruck, dass der Begriff „Trauma" fast inflationär verwendet wird. Andererseits ist es wichtig wahrzunehmen, dass Traumatisierungen in unserer Gesellschaft tatsächlich vielfältig stattfinden. Daraus ergeben sich folgende Fragen:
Wer ist im engeren Sinne traumatisiert? Was sind die Wirkungen und Symptome von Traumata? Inwieweit übertragen sich Traumata auf nachfolgende Generationen? Wie werden unsere Beziehungen durch Traumata beeinträchtigt?
Und vor allem: Was ist zu tun?
Um traumatische Erfahrungen zu bearbeiten, besonders wenn sie durch Gewalt verursacht wurden, ist Dialog notwendig. Dieser Dialog benötigt Räume: in der Familie, in der Schule, im Kontext der Arbeit und in weiteren Bereichen der Gesellschaft. Einander wirklich zuhören, mit Unerwartetem rechnen, offene Fragen stellen, auch an sich selbst - da gibt es in unserer Gesellschaft noch viel Luft nach oben. Die Traumaforscher:innen Ingeborg Müller-Hohagen und Dr. Jürgen Müller-Hohagen beleuchten diese Themen aus der Perspektive von Psychotherapie, Schule und Erinnerungsarbeit. Hier haben sie über Jahrzehnte viele Erfahrungen gemacht, die sie nun reflektieren und mit den Leserinnen und Lesern teilen möchten.

304 Seiten. | 28,00 € | ISBN: 978-3-968370-03-3

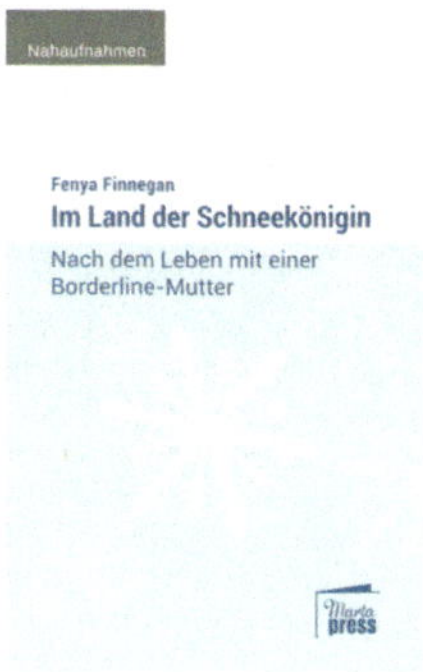

Fenya Finnegan

Im Land der Schneekönigin. Nach dem Leben mit einer Borderline-Mutter

Im Rahmen ihrer Ausbildung realisiert die Autorin, dass ihre Mutter an der Persönlichkeitsstörung Borderline leidet. Die Mutter verhielt sich gegenüber ihren zehn Kindern gewalttätig, hassend, egois- tisch, abwertend, lieblos und manipulativ. Die Kindheit und Jugend der Autorin war dadurch für sie völlig verwirrend und chaotisch. Die Tragweite dieser traumatischen Sozialisierung reicht bis ins Erwachsenenalter der Autorin hinein.

„Mein Buch soll kein Abriss über eine Diagnose sein. Es soll nicht entschuldigen, was Mütter ihren Kindern weitergeben. Es ist auch kein Hetzbuch auf Mütter, die wahrscheinlich selbst Schlimmes überlebt haben. Es ist ein Buch über meinen Weg, mich aus den Fesseln, die mir angelegt wurden, die ich aber erst einmal als Fesseln erkennen musste, zu befreien."

132 Seiten. | 15,00 € | ISBN: 978-3-944442-50-1

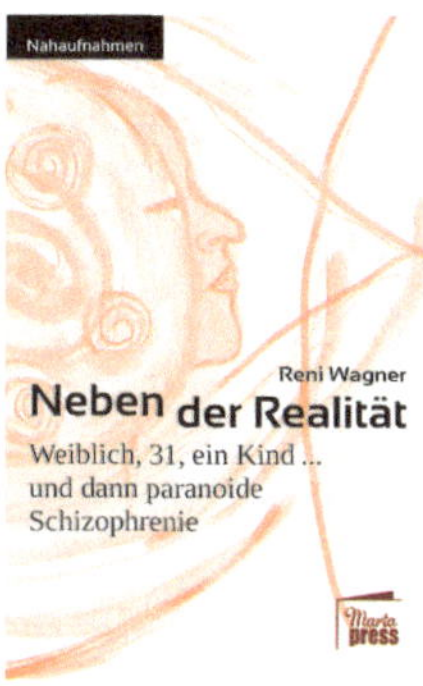

Reni Wagner

Neben der Realität Weiblich, 31, ein Kind ... und dann paranoide Schizophrenie

Selten geben Menschen mit Schizophrenie Einblick in ihr Leben, ihr Fühlen und Denken. Reni Wagner ist Anfang 30, in einer glücklichen Beziehung und Mutter einer sechs Monate alten Tochter, als die Krankheit plötzlich bei ihr ausbricht. Es dauert, bis sie und ihr Partner akzeptieren, dass das Leben vor der Erkrankung vorbei ist und nur Medikamente helfen, die Schizophrenie in Schach zu halten. Scham und Schuldgefühle bei den Erkrankten und zu geringes Wissen in der Gesellschaft verhindern oft, das an Schizophrenie Erkrankte offen mit ihrer Erkrankung umgehen können. Dieses Buch möchte ein bisschen zur Enttabuisierung beitragen.

92 Seiten. | 12,00 € | ISBN: 978-3-944442-91-4

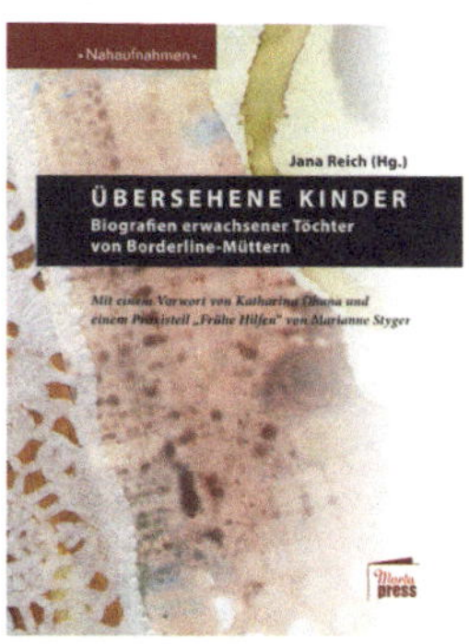

Jana Reich (Hg.)

Übersehene Kinder - Biografien erwachsener Töchter von Borderline-Müttern

Rund 30 Töchter zwischen 19 und 62 Jahren beschreiben ihr Leben, das durch ihre Mütter, die an der Borderline-Persönlichkeitsstörung erkrankt sind, wesentlich geprägt wurde. Ein Tabu-Thema: Alle Töchter erlebten psychische Gewalt, viele von ihnen körperliche Gewalt und manche sexuelle Gewalt durch ihre Mütter! Die Mütter sind an Borderline erkrankt, weil sie in ihrer eigenen Kindheit oder Jugend durch emotionale Vernachlässigung, körperliche, sexuelle und/ oder psychische Gewalt, durch Verlusterfahrungen, Flucht und/oder Krieg traumatisiert worden sind. Diese, von ihnen unbe- arbeiteten, Traumata haben Auswirkungen auf ihr eigenes Leben und das ihrer Kinder und Enkelkinder.

548 Seiten. | 34,80 € | ISBN: 978-3-944442-99-0

www.marta-press.de Marta press

Die Deutsche Bibliothek verzeichnet diese Publikation
in der Deutschen Nationalbibliothek.
Detaillierte bibliografische Daten sind im Internet abrufbar unter
http://dnb.d-nb.de

1. Auflage 2023

www.marta-press.de

Layout: Andreas Imhof

Printed in Germany.

ISBN: 978-3-968370-06-4